RÉGIME ANTI-INFLAMMATOIRE POUR HASHIMOTO

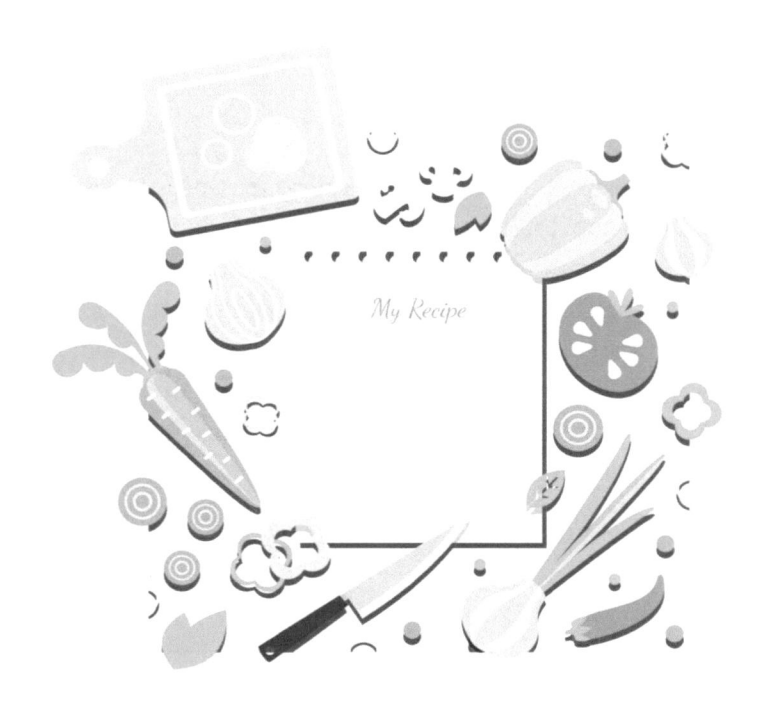

Un moyen simple de renforcer votre système immunitaire, d'optimiser la fonction thyroïdienne, de détoxifier votre corps pour perdre du poids et un bien-être optimal

Isabelle Benne

Copyright© par Isabelle Benne 2024.

Tous droits réservés. Avant que ce document ne soit dupliqué ou reproduit de quelque manière que ce soit, le consentement de l'éditeur doit être obtenu. Par conséquent, le contenu ne peut ni être stocké, ni transféré, ni conservé dans la base de données. Ni en partie ni dans sa totalité, le document ne peut être copié, numérisé, télécopié ou conservé sans l'approbation de l'éditeur ou du créateur. Cette œuvre et son contenu sont protégés par les lois sur le droit d'auteur et les traités internationaux. La reproduction, la distribution ou l'affichage non autorisé de cette œuvre ou de toute partie de celle-ci est strictement interdite et peut entraîner de graves sanctions civiles et pénales. L'autorisation d'utiliser ou de reproduire cette œuvre ou toute partie de celle-ci doit être obtenue par écrit auprès du propriétaire des droits d'auteur.

Clause de non-responsabilité

Le contenu fourni dans ce livre est basé sur des expériences personnelles, des recherches et des idées professionnelles. Bien que tous les efforts aient été déployés pour garantir l'exactitude, chaqueles résultats de la personne peut varier. Les lecteurs sont encouragés à consulter des professionnels de la santé qualifiés concernant tout problème ou condition de santé spécifique. L'auteur et l'éditeur ne sont pas responsables des conséquences résultant de l'utilisation ou de la mauvaise utilisation des informations fournies dans ce livre.

Cette déclaration renforce l'importance de consulter des professionnels de la santé et reconnaît la variabilité desindividuel eexpériences.

CONTENU

Introduction...7
Chapitre 1 : Base profonde des Hashimoto et des anti-inflammatoires............... 9
   Présentation de la maladie de Hashimoto.. 9
   Explorer l'inflammation et son impact sur la maladie de Hashimoto....................9
   Votre alimentation est importante dans la gestion de l'inflammation................ dix
Fondamentaux de la nutrition anti-inflammatoire... 11
   comment identifier les déclencheurs d'inflammation...11
   La phase d'élimination et de réintroduction.. 12
   Aliments à éviter pour les patients de Hashimoto...13
   Nutriments clés et leurs avantages anti-inflammatoires.................................... 14
Chapitre 2 : Comment planifier et préparer des repas anti-inflammatoires sains............. 15
   Stratégies de planification des repas pour les patients de Hashimoto................ 15
   Conseils pour faire les courses et sélectionner les ingrédients........................... 15
   Techniques pour une cuisine et une préparation de repas saines.........................16
      Méthodes de cuisson... 16
      Techniques de préparation des repas.. 17
   Planification des repas sur 30 jours... 17
Chapitre 3 : Conseils de style de vie pour gérer la maladie de Hashimoto........................ 23
   Techniques de gestion du stress.. 23
   Importance de l'exercice régulier... 24
   Dormir suffisamment pour l'équilibre hormonal... 24
Chapitre 4 : Recettes de petit-déjeuner énergisantes..27
   I. Smoothies et jus anti-inflammatoires :...27
   1. Smoothie à la mangue et au curcuma.. 27
   2. Smoothie aux baies et à la betterave... 27
   3. Smoothie Déesse Verte.. 29
   4. Smoothie au lait doré.. 29
   5. Jus vert anti-inflammatoire... 30
   II. Bols de petit-déjeuner riches en nutriments :.. 31
   6. Bol de petit-déjeuner aux baies d'açaï... 31
   7. Bol de pudding aux graines de chia et aux baies mélangées......................... 32
   8. Parfait au yaourt grec avec granola et fruits frais.. 32
   9. Bol de petit-déjeuner au quinoa avec épinards, avocat et œuf poché............ 34
   10. Gruau de nuit à la noix de coco et à la mangue... 35
   III. Crêpes et gaufres à grains entiers avec garnitures anti-inflammatoires :.....36
   11. Crêpes aux bleuets à grains entiers avec yaourt grec et miel....................... 36
   12. Gaufres au sarrasin avec mélange de baies et filet de beurre d'amande..... 37
   13. Crêpes au quinoa avec tranches de banane et cannelle............................... 38

14. Gaufres à l'avoine avec fraises fraîches et graines de chia.................................39
15. Crêpes d'épeautre aux pommes sautées et sirop de cannelle................................40

Chapitre 5 : Recettes de déjeuner saines..42
    I. Plats maigres à base de protéines :...42
16. Poitrine de poulet grillée aux herbes citronnées avec quinoa et légumes rôtis...............42
17. Filet de saumon au four avec asperges cuites à la vapeur et riz brun........................43
18. Wrap à la dinde et à l'avocat avec mesclun et houmous.......................................44
19. Sauté de tofu avec poivrons, pois mange-tout et riz brun......................................45
20. Soupe de lentilles et légumes avec salade de poulet grillé...................................46
    II. Repas à base de plantes riches en antioxydants...47
21. Salade de quinoa aux légumes rôtis avec vinaigrette citron-tahini...........................47
22. Curry de pois chiches et épinards avec riz brun...49
23. Poivrons farcis méditerranéens avec quinoa et fromage feta..................................50
24. Tacos aux haricots noirs et patates douces avec avocat et salsa verde......................51
25. Salade de chou-fleur rôti et de lentilles avec vinaigrette curcuma-tahini..................52
    III. Bols de céréales et de légumes sains..53
26. Buddha Bowl avec riz brun, légumes rôtis et pois chiches....................................53
27. Bol de céréales méditerranéennes avec farro, aubergines rôties et houmous :...............54
28. Bol de quinoa du sud-ouest avec haricots noirs, maïs et avocat.............................55
29. Bol de tofu Teriyaki avec riz brun, brocoli et graines de sésame............................56
30. Bol de couscous grec avec concombre, tomate et fromage feta................................57

Chapitre 6 : Recettes de dîner nourrissantes... 59
    I. Plats maigres à base de protéines :..59
31. Saumon grillé avec quinoa et brocoli cuit à la vapeur...59
32. Sauté de dinde avec riz brun..60
33. Poitrine de poulet au four avec purée de patates douces.....................................61
34. Soupe de lentilles aux épinards sautés..62
35. Tofu et Curry de Légumes..63
    II. Repas à base de plantes riches en antioxydants :...64
36. Curry de pois chiches et épinards...64
37. Poivrons farcis méditerranéens..65
38. Tacos aux haricots noirs et patates douces :..66
39. Sauté de lentilles et légumes..67
40. Salade de Quinoa aux Légumes Rôtis...68
    III. Bols de céréales et de légumes sains :...69
41. Buddha Bowl avec Riz Brun et Légumes Rôtis..69
42. Saladier de Quinoa avec Mesclun et Avocat..70
43. Bol de céréales méditerranéennes avec farro et aubergines grillées..........................70
44. Bol de tofu Teriyaki avec riz brun et légumes sautés..71
45. Bol de couscous grec avec concombre, tomate et feta...72

Chapitre 7 : De délicieuses collations et apéritifs..74

46. Houmous avec tranches de concombre et bâtonnets de carottes.................................74
47. Yaourt grec aux baies et filet de miel..74
48. Beurre d'amande sur craquelins à grains entiers...75
49. Edamame au sel marin..75
50. Mélange montagnard avec noix, graines et fruits secs...76
51. Pois Chiches Rôtis au Curcuma et Cumin..77
52. Chips de chou frisé à l'huile d'olive et au sel marin..77
53. Houmous de betterave avec poivrons tranchés.. 78
54. Noix rôties épicées au poivre de Cayenne et au romarin..79
55. Guacamole avec chips tortilla à grains entiers..80
56. Plateau de crudités de légumes avec trempette au yaourt......................................81
57. Brochettes Caprese aux tomates cerises, mozzarella et basilic................................83
58. Mini Poivrons Farcis au Chèvre et Herbes...83
59. Pain pita à grains entiers avec Baba Ganoush..84
60. Brochettes de salade grecque avec concombre, tomate, feta et olives........................ 85
61. Salsa à la mangue avec chips de pita à grains entiers..85
62. Triangles phyllo aux épinards et feta..86
63. Frites de patates douces au four avec paprika..87
64. Coupes de Salade de Quinoa à l'Avocat et au Citron Vert.......................................87
65. Rouleaux de sushi végétariens avec riz brun et avocat.. 88

Chapitre 8 : Desserts et friandises alléchantes..89
66. Pudding aux graines de chia et aux baies mélangées... 89
67. Fraises trempées dans le chocolat noir...89
68. Pommes au four à la cannelle et aux noix...90
69. Belle crème de banane avec filet de beurre d'amande..92
70. Ananas Grillé au Miel et Menthe..92
71. Parfait au yaourt et aux bleuets et au citron..93
72. Riz au lait à la noix de coco et à la mangue.. 94
73. Sorbet aux baies et à la menthe fraîche..95
Friandises...96
74. Bouchées énergétiques aux dattes, noix et noix de coco.......................................96
75. Truffes à l'avocat et au chocolat noir..96
76. Bouchées de banane au beurre d'amande...97
77. Écorce de Yaourt Grec avec Baies et Granola..98
78. Amandes grillées au cacao et sel marin..99
79. Boules de bonheur à la noix de coco, aux amandes et aux dattes............................ 101
80. Écorce de Yaourt Glacé aux Fruits Mélangés... 101
81. Pois chiches rôtis à la cannelle et à l'érable... 102
82. Barres énergétiques à l'avoine et aux raisins secs :...103
83. Boules d'énergie à la citrouille et aux épices... 104
84. Mousse Chocolat Avocat.. 105

85. Biscuits aux Pépites de Chocolat et Quinoa..105
Conclusion.. **107**
annexe.. **108**
 Glossaire des termes..108

Introduction

Laissez-moi partager avec vous une histoire réaliste sur Lisa, une jeune femme qui lutte contre la maladie de Hashimoto. Auparavant, il vivait dans une ville prospère située dans les collines. Lisa était au début pleine d'énergie et de vie, mais elle ne savait pas qu'elle portait un terrible fardeau : la maladie de Hashimoto qui a finalement fait surface. Cette maladie auto-immune la tourmentait depuis des années, la laissant fatiguée, souffrante et incapable de trouver un soulagement. Lisa avait envie d'un remède, d'une lueur d'espoir pour se libérer de l'inflammation qui l'emprisonnait. Elle est tombée sur « Le régime anti-inflammatoire pour les Hashimoto » d'Isabelle Benne en visitant une librairie locale. Lisa a décidé d'essayer, attirée par la promesse de guérison contenue dans ses pages. Elle ne savait pas que cette action allait changer sa vie pour toujours.

Lisa était fascinée par le contenu du livre lorsqu'elle le lisait. Le travail d'Isabelle Benne l'a profondément touchée, lui offrant non seulement des recettes mais aussi un voyage transformateur pour retrouver la santé. Il découvre le pouvoir des aliments anti-inflammatoires, capables de calmer la tempête qui dévastait son organisme. À chaque tour de page, elle sentait un nouvel optimisme fleurir dans son cœur.

Ainsi commença un voyage de guérison, armé des informations nouvellement découvertes. Elle a approvisionné sa cuisine en ingrédients vivants comme le curcuma doré, les baies riches en antioxydants, les légumes nutritifs et les grains entiers. Son alimentation ne consistait plus en aliments transformés et en collations sucrées. À leur place, des repas vibrants et riches en nutriments inspirés des recettes d'Isabelle.

Lisa a commencé à remarquer de petits changements dans son corps au fil des semaines et des mois. La léthargie persistante qui l'avait opprimée pendant si longtemps commença à s'estomper, remplacée par une énergie et une vigueur renouvelées. Au fil des jours, les sensations désagréables au niveau des articulations et des muscles s'estompent. Même sa thyroïde enflée et paresseuse semblait se réveiller de son sommeil.

À cette époque, elle sentait que sa force et son endurance augmentaient à chaque repas. Sa peau brillait d'un nouvel éclat, son humeur s'est améliorée et son moral s'est amélioré. Elle appréciait le plaisir de nourrir son corps avec des aliments qui non seulement étaient délicieux, mais qui l'aidaient également sur le chemin du bien-être.

Puis un jour, quelque chose d'extraordinaire s'est produit. Lisa se rendait à son examen régulier, s'attendant à ce que son médecin lui donne les mêmes conseils ennuyeux sur la façon de gérer ses problèmes. Mais cette fois, le résultat fut différent. Ses niveaux de thyroïde s'étaient stabilisés, l'inflammation avait considérablement diminué et son état de santé général s'était considérablement amélioré. Lisa ne pouvait pas croire qu'elle avait guéri sa thyroïdite d'Hashimoto.

Lisa, pleine de gratitude, a décidé qu'elle devait partager son histoire avec les autres. Elle voulait qu'ils vivent le même changement qu'elle, qu'ils découvrent l'espoir et la guérison dans les pages du livre de cuisine d'Isabelle Benne. Avec un cœur plein d'optimisme et une nouvelle joie de vivre, alors si vous faites face aux défis de la maladie de Hashimoto, ne perdez pas espoir.

L'auteur de ce livre a découvert tout ce dont vous avez besoin pour combattre l'inflammation dans les pages de ce « Régime anti-inflammatoire pour Hashimoto ». Profitez du pouvoir curatif de la nourriture et laissez-la vous guider sur votre chemin vers la santé. Vous aussi pouvez vaincre l'inflammation et retrouver la santé, tout comme Lisa l'a fait.

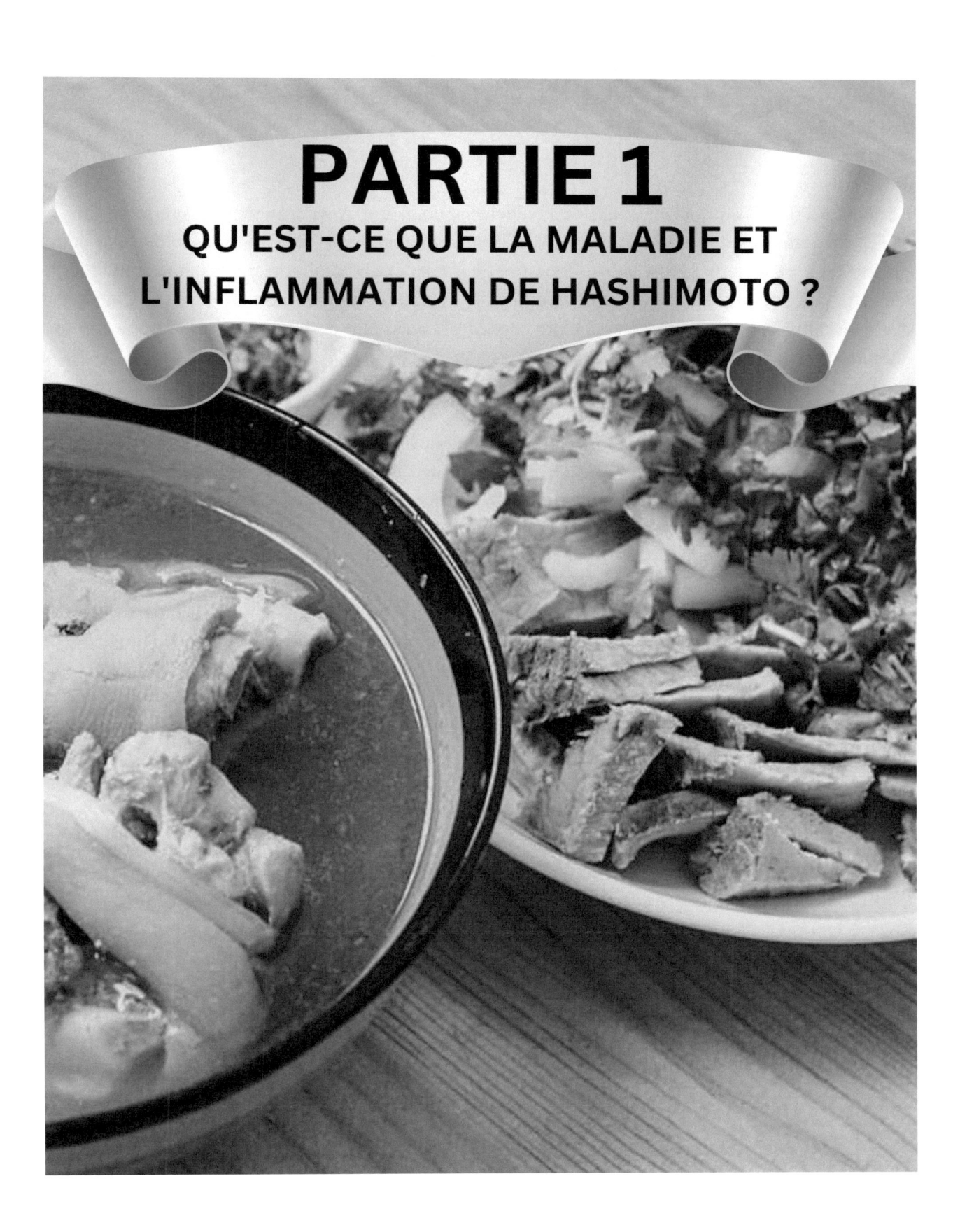

PARTIE 1
QU'EST-CE QUE LA MALADIE ET L'INFLAMMATION DE HASHIMOTO ?

Chapitre 1 : Base profonde des Hashimoto et des anti-inflammatoires

Présentation de la maladie de Hashimoto

La maladie de Hashimoto, du nom du médecin japonais qui l'a décrite pour la première fois en 1912, est une maladie auto-immune qui affecte principalement la glande thyroïde, une petite glande en forme de papillon située dans le cou. Dans cette condition, le système immunitaire identifie par erreur la glande thyroïde comme une menace et produit des anticorps qui l'attaquent et l'endommagent. Au fil du temps, cette agression incessante entraîne une inflammation et une altération du fonctionnement de la glande thyroïde.

La glande thyroïde joue un rôle crucial dans la régulation de divers processus métaboliques dans tout le corps en produisant des hormones telles que la thyroxine (T4) et la triiodothyronine (T3). Ces hormones participent au contrôle du métabolisme, de la production d'énergie, de la température corporelle, de la fréquence cardiaque et d'autres fonctions essentielles. Lorsque la glande thyroïde est attaquée par la maladie de Hashimoto, sa capacité à produire ces hormones est compromise, entraînant une affection appelée hypothyroïdie.

L'hypothyroïdie survient lorsque la glande thyroïde ne produit pas suffisamment d'hormones thyroïdiennes pour répondre aux besoins de l'organisme. Cette carence peut entraîner un large éventail de symptômes, notamment la fatigue, la prise de poids, la constipation, la peau sèche, la chute des cheveux, la sensibilité au froid, la faiblesse musculaire et les douleurs articulaires. De plus, la maladie de Hashimoto peut provoquer un gonflement de la glande thyroïde, appelé goitre, qui peut être visible ou palpable dans le cou.

La maladie de Hashimoto est plus fréquente chez les femmes que chez les hommes et se développe souvent entre 30 et 50 ans, bien qu'elle puisse survenir à tout âge. La cause exacte de la maladie de Hashimoto n'est pas entièrement comprise, mais on pense qu'elle résulte d'une combinaison de prédispositions génétiques et de facteurs environnementaux, tels que les infections virales, le stress et l'apport en iode.

Le diagnostic de la maladie de Hashimoto implique généralement une combinaison d'antécédents médicaux, d'examen physique, de tests sanguins pour mesurer les niveaux d'hormones thyroïdiennes et d'anticorps thyroïdiens, ainsi que d'études d'imagerie telles que l'échographie de la glande thyroïde. Une fois diagnostiqué, le traitement implique généralement un traitement hormonal substitutif thyroïdien pour rétablir les niveaux d'hormones à la normale et atténuer les symptômes. En plus des médicaments, des modifications du mode de vie telles que la gestion du stress, l'exercice régulier et une alimentation saine peuvent également jouer un rôle crucial dans la gestion de la maladie de Hashimoto et la réduction de l'inflammation dans le corps.

Explorer l'inflammation et son impact sur la maladie de Hashimoto

Ainsi, la maladie de Hashimoto, c'est un peu comme si vous aviez un système de messagerie confus dans votre corps. Vous voyez, normalement, votre système immunitaire est comme un super-héros, combattant tous les envahisseurs qui pourraient vous nuire, comme les bactéries ou les virus. Mais chez Hashimoto, votre système immunitaire devient confus et commence à attaquer votre propre glande thyroïde.

Or, l'inflammation joue ici un rôle important. Lorsque votre système immunitaire passe en mode attaque sur votre thyroïde, cela provoque une inflammation de la glande. Considérez l'inflammation comme la façon dont votre corps réagit aux problèmes. Cela envoie des signaux pour essayer de réparer les choses, mais chez Hashimoto, cela finit par causer plus de mal que de bien.

Cette inflammation peut endommager les cellules de votre thyroïde, ce qui rend plus difficile pour la glande de produire correctement les hormones thyroïdiennes. Et comme ces hormones sont comme les régulateurs internes du corps, contrôlant des choses comme le métabolisme, les niveaux d'énergie et même l'humeur, lorsqu'elles sont décalées, cela peut dérégler tout votre système.

Mais ce n'est pas tout. L'inflammation de Hashimoto peut également déclencher des symptômes allant au-delà des simples problèmes de thyroïde. Cela peut entraîner de la fatigue, une prise de poids, des douleurs articulaires et même des problèmes de mémoire et de concentration. Il ne s'agit donc pas seulement de la thyroïde, mais également des effets d'entraînement provoqués par cette inflammation dans tout votre corps.

C'est pourquoi la gestion de l'inflammation est un élément essentiel du traitement de la maladie d'Hashimoto. En calmant la réponse immunitaire et en réduisant l'inflammation, vous pouvez aider à protéger votre glande thyroïde et à atténuer certains de ces symptômes embêtants. Et un moyen puissant d'y parvenir est de recourir à votre alimentation, et c'est là qu'un livre de recettes anti-inflammatoires peut s'avérer très utile.

Votre alimentation est importante dans la gestion de l'inflammation

Votre alimentation est très importante dans la gestion de l'inflammation, car elle a un impact direct sur la réponse inflammatoire du corps. Certains aliments, en particulier ceux riches en sucres raffinés, en graisses malsaines et en ingrédients transformés, peuvent déclencher une inflammation et exacerber les symptômes, en particulier en tant que personne atteinte de la maladie de Hashimoto. À l'inverse, l'adoption d'un régime anti-inflammatoire riche en aliments entiers et riches en nutriments peut aider à atténuer l'inflammation et à favoriser la guérison. Ces aliments, tels que les fruits, les légumes, les grains entiers, les protéines maigres et les graisses saines, contiennent des antioxydants, des vitamines, des minéraux et des phytonutriments qui possèdent des propriétés anti-inflammatoires. En donnant la priorité à ces aliments et en minimisant la consommation de déclencheurs inflammatoires, vous pouvez moduler la réponse inflammatoire de votre corps, réduisant ainsi la gravité des symptômes associés à des maladies comme celle de Hashimoto. En fin de compte, faire des choix alimentaires conscients vous permet de prendre le contrôle de votre santé, de gérer efficacement l'inflammation et d'optimiser votre bien-être général.

Fondamentaux de la nutrition anti-inflammatoire

Au cœur de la nutrition anti-inflammatoire se trouve une base d'aliments nutritifs et riches en nutriments qui agissent avec votre corps pour combattre l'inflammation et améliorer la santé globale. Comprendre les principes de cette technique est essentiel pour réaliser tout son potentiel dans le traitement de maladies comme la maladie de Hashimoto.

La nutrition anti-inflammatoire met avant tout l'accent sur la consommation d'aliments complets dans leur état d'origine. Cela inclut la consommation d'une variété de fruits et de légumes colorés, riches en antioxydants, vitamines, minéraux et phytonutriments, qui contribuent tous à réduire l'inflammation et à favoriser la santé cellulaire. L'incorporation d'une variété de grains entiers, tels que le quinoa, le riz brun et l'avoine, fournit également des fibres et des glucides complexes, qui contribuent à la stabilisation de la glycémie et à la réduction de l'inflammation.

Les protéines maigres telles que la volaille, le poisson, le tofu et les lentilles sont importantes dans la nutrition anti-inflammatoire car elles fournissent des acides aminés essentiels à la réparation musculaire et à la fonction immunologique sans l'inflammation supplémentaire observée dans les viandes transformées. Les graisses saines, telles que les avocats, les noix, les graines et l'huile d'olive, sont riches en acides gras oméga-3 et en graisses monoinsaturées, dont il a été démontré qu'elles possèdent de puissantes propriétés anti-inflammatoires.

En revanche, les repas transformés, les glucides raffinés, les graisses malsaines et les additifs artificiels sont inflammatoires et doivent être complètement évités. Ces aliments peuvent provoquer une inflammation, perturber la santé intestinale et contribuer à divers problèmes de santé, notamment des maladies auto-immunes comme celle de Hashimoto.

De plus, une alimentation équilibrée et diversifiée garantit que vous obtenez une variété de nutriments qui favorisent la santé et le bien-être en général. Cela implique de rester hydraté en buvant beaucoup d'eau et de tisanes, qui contribuent à l'élimination des toxines et au maintien d'un niveau d'hydratation optimal.

comment identifier les déclencheurs d'inflammation

Commencez par tenir un journal alimentaire. Notez tout ce que vous mangez et buvez, ainsi que tous les symptômes que vous ressentez par la suite. Notez l'heure de la journée, la taille des portions et comment vous vous sentez physiquement et émotionnellement. Ce journal vous aidera à identifier les tendances entre votre alimentation et les symptômes d'inflammation.

Faites attention aux aliments déclencheurs courants. Certains aliments, tels que les produits transformés riches en sucres raffinés et en graisses malsaines, le gluten, les produits laitiers et les solanacées, sont connus pour déclencher une inflammation chez de nombreuses personnes. Remarquez comment votre corps réagit à ces aliments et envisagez de les éliminer temporairement de votre alimentation pour observer des changements dans les symptômes.

Observez comment votre corps réagit à des aliments spécifiques. Les symptômes de l'inflammation peuvent varier considérablement et inclure des problèmes digestifs, des douleurs articulaires, de la fatigue, des problèmes de peau, des maux de tête et des sautes d'humeur.

Gardez une trace de tout changement dans la gravité ou la fréquence des symptômes lorsque vous consommez certains aliments.

Envisagez de subir des tests de sensibilité alimentaire si vous pensez que des aliments spécifiques peuvent déclencher une inflammation mais que vous avez du mal à en identifier les coupables. Ces tests peuvent identifier les réponses immunitaires à des aliments spécifiques et vous aider à adapter plus efficacement votre alimentation pour réduire l'inflammation.

Évaluez d'autres facteurs liés au mode de vie qui pourraient contribuer à l'inflammation. Le stress, le manque de sommeil, le comportement sédentaire et l'exposition à des toxines environnementales peuvent tous déclencher des réponses inflammatoires dans l'organisme. Réfléchissez à vos habitudes de vie et réfléchissez à la manière dont elles peuvent affecter vos niveaux d'inflammation.

Expérimentez avec un régime d'élimination. Supprimez temporairement les aliments inflammatoires courants de votre alimentation pendant 4 à 6 semaines. Réintroduisez lentement ces aliments un à la fois tout en surveillant de près vos symptômes. Cette approche peut vous aider à identifier plus précisément des déclencheurs spécifiques.

Demandez conseil à un professionnel de la santé si vous avez du mal à identifier les déclencheurs de l'inflammation ou si vous présentez des symptômes graves. Un diététiste agréé ou un praticien en médecine fonctionnelle peut vous fournir un soutien personnalisé et des recommandations en fonction de vos besoins de santé individuels.

La phase d'élimination et de réintroduction

La phase d'élimination et de réintroduction fait partie intégrante de la gestion de maladies telles que la maladie de Hashimoto. Il s'agit essentiellement d'une approche structurée visant à identifier les aliments susceptibles de déclencher une inflammation ou d'exacerber les symptômes chez les individus. Voici comment cela fonctionne:

Pendant la phase d'élimination, vous commencez par supprimer temporairement de votre alimentation certains aliments connus pour être des responsables courants de l'inflammation. Ceux-ci incluent souvent des aliments transformés contenant beaucoup de sucres et de graisses malsaines, des céréales contenant du gluten comme le blé, des produits laitiers, des solanacées comme les tomates et les poivrons, ainsi que des allergènes potentiels. Vous suivez ce régime restreint pendant environ 4 à 6 semaines.

L'objectif principal de cette phase est de donner à votre corps une chance de se réinitialiser et de réduire l'inflammation en éliminant les déclencheurs potentiels. C'est comme appuyer sur le bouton de réinitialisation de votre système. Et pendant cette période, il est crucial de veiller à ce que vous ayez toujours une alimentation équilibrée et riche en nutriments pour soutenir votre santé globale.

Une fois la phase d'élimination terminée, il est temps de passer à la phase de réintroduction. C'est ici que les choses deviennent intéressantes. Vous réintroduisez progressivement les aliments que vous avez éliminés, un à la fois, tout en surveillant de près la réaction de votre corps.

Alors, disons que vous commencez par les produits laitiers. Vous pourriez prendre une petite portion de yaourt ou de fromage, puis attendre de voir comment votre corps réagit au cours des deux jours suivants. Vous recherchez tout changement ou symptôme pouvant indiquer une réaction négative, comme des problèmes digestifs, des douleurs articulaires, de la fatigue, des problèmes de peau, des maux de tête ou des sautes d'humeur.

Il est important d'y aller lentement et régulièrement pendant la phase de réintroduction. Vous commencez avec de petites quantités de nourriture et augmentez progressivement la taille des portions sur plusieurs jours. Cette approche progressive vous aide à identifier plus précisément les aliments déclencheurs spécifiques et réduit le risque de surcharger votre système avec trop d'allergènes potentiels à la fois.

Tout au long de la phase de réintroduction, vous surveillez de près la façon dont votre corps réagit à chaque aliment que vous réintroduisez. Vous documentez tous les symptômes ou changements que vous remarquez, comme tenir un journal alimentaire. Cela vous aide à suivre les tendances et les corrélations entre des aliments spécifiques et vos symptômes.

Et voici le problème : le corps de chacun est différent. Ce qui déclenche l'inflammation chez une personne peut ne pas en affecter une autre. C'est pourquoi cette phase est si précieuse : il s'agit de découvrir ce qui fonctionne le mieux pour vous et votre corps.

À la fin du processus d'élimination et de réintroduction, vous comprendrez mieux quels aliments pourraient déclencher une inflammation ou exacerber vos symptômes. Fort de ces connaissances, vous pouvez faire des choix plus éclairés concernant votre alimentation et votre mode de vie, vous aidant ainsi à mieux gérer des maladies telles que la maladie de Hashimoto et à améliorer votre bien-être général. C'est un voyage de découverte de soi et d'autonomisation, qui vous donne les outils dont vous avez besoin pour prendre le contrôle de votre santé et vous épanouir.

Aliments à éviter pour les patients de Hashimoto

Pour les personnes atteintes de la maladie de Hashimoto, il est préférable d'éviter certains aliments pour aider à gérer les symptômes et à favoriser la santé de la thyroïde.

Premièrement, il est essentiel d'éviter les aliments transformés riches en sucres raffinés et en graisses malsaines. Ces aliments peuvent contribuer à l'inflammation du corps et exacerber les symptômes associés au syndrome de Hashimoto, tels que la fatigue et la prise de poids.

De plus, il est souvent conseillé de limiter ou d'éliminer les céréales contenant du gluten comme le blé, l'orge et le seigle. Le gluten peut déclencher une réponse auto-immune chez certaines personnes, aggravant potentiellement l'inflammation et la fonction thyroïdienne chez les personnes atteintes de la maladie de Hashimoto.

Les légumes crucifères, comme le brocoli, le chou-fleur et le chou, contiennent des composés appelés goitrogènes, qui peuvent interférer avec la fonction thyroïdienne lorsqu'ils sont consommés crus en grande quantité. Si ces légumes peuvent toujours être dégustés cuits en quantité modérée, il est conseillé d'éviter une consommation excessive, notamment sous leur forme crue.

De même, les produits à base de soja, notamment le soja, le tofu et le lait de soja, contiennent des composés qui peuvent interférer avec la production et l'absorption des hormones thyroïdiennes. Par conséquent, les personnes atteintes de la maladie de Hashimoto pourraient bénéficier d'une limitation de leur consommation de produits à base de soja.

Enfin, il est important de faire attention à l'apport en iode, car des quantités excessives peuvent potentiellement aggraver la fonction thyroïdienne chez les personnes atteintes de la maladie de Hashimoto. Bien que l'iode soit essentiel à la santé de la thyroïde, un apport excessif peut être préjudiciable. Il est donc préférable d'éviter les suppléments d'iode et le sel iodé, sauf avis contraire d'un professionnel de la santé.

En étant conscients de ces aliments à éviter et en se concentrant sur une alimentation équilibrée, riche en aliments complets et riches en nutriments, les personnes atteintes de la maladie de Hashimoto peuvent mieux gérer leurs symptômes et soutenir la santé globale de la thyroïde. Il est toujours préférable de consulter un professionnel de la santé ou un diététiste professionnel pour obtenir des recommandations diététiques personnalisées adaptées aux besoins individuels et aux objectifs de santé.

Nutriments clés et leurs avantages anti-inflammatoires

Les acides gras omega-3:

Les acides gras oméga-3 sont un type de graisse polyinsaturée réputée pour ses puissantes propriétés anti-inflammatoires. Les trois principaux types d'acides gras oméga-3 sont l'EPA (acide eicosapentaénoïque), le DHA (acide docosahexaénoïque) et l'ALA (acide alpha-linolénique). Ces acides gras sont abondants dans les poissons gras comme le saumon, le maquereau et les sardines, ainsi que dans les noix, les graines de lin et les graines de chia.

Les acides gras oméga-3 aident à réduire l'inflammation dans l'organisme en inhibant la production de molécules pro-inflammatoires appelées cytokines et eicosanoïdes. Ils favorisent également la synthèse de composés anti-inflammatoires, tels que les résolvines et les protectorines, qui aident à résoudre l'inflammation et favorisent la réparation des tissus.

Vitamine D:

La vitamine D est une vitamine liposoluble qui joue un rôle crucial dans la modulation du système immunitaire et la réduction de l'inflammation. Il est synthétisé dans la peau lors de l'exposition au soleil et se retrouve également dans certains aliments tels que les poissons gras, les produits laitiers enrichis et les jaunes d'œufs.

La vitamine D aide à réguler la production de cytokines inflammatoires et favorise la différenciation des cellules immunitaires en phénotypes anti-inflammatoires. De plus, la carence en vitamine D a été associée à un risque accru de maladies auto-immunes, notamment la thyroïdite de Hashimoto, ce qui rend un apport adéquat en vitamine D particulièrement important pour les personnes atteintes de cette maladie.

Sélénium:

Le sélénium est un oligo-élément essentiel qui sert de cofacteur à diverses enzymes antioxydantes, dont la glutathion peroxydase. Ces enzymes aident à neutraliser les espèces réactives de l'oxygène (ROS) et à réduire le stress oxydatif, étroitement lié à l'inflammation.

Le sélénium joue également un rôle essentiel dans le métabolisme et la fonction des hormones thyroïdiennes, et une carence en sélénium a été associée à un risque accru de troubles thyroïdiens, notamment de thyroïdite de Hashimoto. Les bonnes sources alimentaires de sélénium comprennent les noix du Brésil, les fruits de mer, la volaille et les grains entiers.

Antioxydants :

Les antioxydants sont un groupe diversifié de composés présents dans les fruits, les légumes, les noix, les graines et d'autres aliments d'origine végétale. Ils aident à protéger les cellules des dommages oxydatifs causés par les radicaux libres et à réduire l'inflammation en neutralisant les espèces réactives de l'oxygène (ROS).

Des exemples d'antioxydants comprennent la vitamine C, la vitamine E, le bêta-carotène, les flavonoïdes et les polyphénols. Ces composés agissent en synergie pour éliminer les radicaux libres et inhiber les voies inflammatoires, réduisant ainsi le risque de maladies chroniques associées à l'inflammation, notamment les maladies cardiovasculaires, le diabète et les maladies auto-immunes comme la thyroïdite de Hashimoto.

Chapitre 2 : Comment planifier et préparer des repas anti-inflammatoires sains

Stratégies de planification des repas pour les patients de Hashimoto

Collecter des informations: Recueillez des informations sur vos restrictions alimentaires, vos préférences alimentaires et toute recommandation de votre médecin ou diététiste.

Fixer des objectifs: Déterminez vos objectifs alimentaires, tels que réduire l'inflammation, soutenir la santé de la thyroïde et gérer les niveaux d'énergie.

Planifiez vos repas: Décidez des repas que vous mangerez pour la semaine, en envisageant des options équilibrées comprenant des protéines maigres, des graisses saines, des glucides complexes et beaucoup de fruits et légumes.

Créer une liste de courses: En fonction de votre plan de repas, faites une liste de tous les ingrédients dont vous aurez besoin. Vérifiez votre garde-manger et votre réfrigérateur pour voir ce que vous avez déjà sous la main.

Achetez des ingrédients: Rendez-vous à l'épicerie ou faites vos achats en ligne pour acheter les articles de votre liste. Essayez de vous en tenir au périmètre du magasin où se trouvent généralement les produits frais, les viandes et les produits laitiers.

Ingrédients de préparation: Lavez, hachez et préparez les ingrédients à l'avance pour faciliter la cuisson au cours de la semaine. Conservez les ingrédients préparés dans des récipients ou des sacs au réfrigérateur pour un accès rapide.

Cuisinez vos repas : Suivez votre plan alimentaire pour préparer vos repas tout au long de la semaine. Utilisez des méthodes de cuisson comme la cuisson au four, le grillage, la cuisson à la vapeur ou les sautés pour garder les repas nutritifs et savoureux.

Portion et conservation des repas: Répartissez vos repas dans des récipients ou assiettes individuels et conservez-les au réfrigérateur ou au congélateur pour une consommation ultérieure. Étiquetez les contenants avec la date et le contenu pour une identification facile.

Surveillez vos symptômes : Faites attention à la façon dont votre corps réagit aux repas que vous avez planifiés et préparés. Notez tout changement dans les niveaux d'énergie, la digestion ou d'autres symptômes liés à la maladie de Hashimoto.

Ajuster au besoin: En fonction de vos observations et des retours de votre corps, ajustez votre plan alimentaire si nécessaire. Expérimentez avec différents ingrédients, tailles de portions et horaires de repas pour trouver ce qui vous convient le mieux.

Conseils pour faire les courses et sélectionner les ingrédients

Planifier à l'avance: Avant de vous rendre à l'épicerie, prenez le temps de planifier vos repas de la semaine. Cela vous aidera à créer une liste de courses et à éviter d'acheter des articles inutiles.

Tenez-vous en au périmètre : Dans la plupart des épiceries, les rayons produits frais, viande et produits laitiers sont situés autour du périmètre. Essayez de vous concentrer sur ces zones et évitez les allées intérieures où se trouvent généralement les aliments transformés et emballés.

Lire les étiquettes: Lorsque vous sélectionnez des aliments emballés, assurez-vous de lire attentivement les étiquettes. Recherchez des ingrédients entiers et peu transformés et évitez les produits contenant des sucres ajoutés, des arômes artificiels et des conservateurs.

Choisissez des aliments entiers : Optez autant que possible pour des aliments entiers et riches en nutriments. Cela comprend les fruits, les légumes, les grains entiers, les protéines maigres et les graisses saines. Ces aliments regorgent de nutriments essentiels et contiennent généralement moins d'additifs et de conservateurs.

Recherchez la qualité : Faites attention à la qualité des ingrédients que vous achetez. Choisissez autant que possible des produits biologiques et des viandes nourries à l'herbe ou au pâturage pour minimiser l'exposition aux pesticides et aux antibiotiques.

Acheter des produits de saison: Les produits de saison sont non seulement plus frais et plus savoureux, mais ont également tendance à être plus abordables. Découvrez les offres saisonnières et basez vos repas sur ce qui est disponible localement.

Faites le plein de produits de base: Gardez votre garde-manger rempli d'ingrédients de base comme les grains entiers, les haricots, les tomates en conserve et les épices. Ces articles peuvent servir de base à une variété de repas et peuvent être conservés plus longtemps.

Envisagez les options surgelées et en conserve: Les fruits et légumes surgelés sont souvent aussi nutritifs que frais et peuvent être plus pratiques et plus économiques. Les haricots, les tomates et le poisson en conserve sont également d'excellentes options à avoir sous la main pour des repas rapides et faciles.

Limitez les aliments transformés : Essayez de minimiser votre consommation d'aliments transformés et emballés, qui sont souvent riches en graisses, sucres et sodium malsains. Concentrez-vous plutôt sur des aliments entiers peu transformés qui nourrissent votre corps et soutiennent votre santé.

Ne magasinez pas avec faim: Évitez de faire vos courses l'estomac vide, car vous êtes plus susceptible de faire des choix alimentaires impulsifs et malsains. Prenez une collation nutritive avant de vous rendre au magasin pour vous aider à rester concentré et sur la bonne voie.

Techniques pour une cuisine et une préparation de repas saines

Méthodes de cuisson

Lorsqu'il s'agit de cuisiner pour la maladie de Hashimoto, opter pour des méthodes de cuisson plus saines peut aider à préserver les nutriments contenus dans vos aliments et à minimiser l'ajout de graisses et d'huiles malsaines. Voici quelques techniques à considérer :

Grillage: Griller est un excellent moyen d'ajouter de la saveur à vos aliments sans avoir besoin de quantités excessives d'huile ou de graisses ajoutées. Que vous grilliez des légumes, des protéines maigres comme du poulet ou du poisson, ou même du tofu, cette méthode peut conférer une délicieuse saveur fumée tout en gardant vos repas nutritifs.

Cuisson ou rôtissage: Cuire ou rôtir vos ingrédients au four est une autre excellente technique de cuisson pour les repas conviviaux d'Hashimoto. Il vous permet de cuire les aliments uniformément tout en conservant leurs saveurs et nutriments naturels. Pensez à rôtir un mélange de légumes ou à cuire un poisson entier avec des herbes et des épices pour un plat savoureux et nourrissant.

Fumant: La cuisson à la vapeur est une méthode de cuisson douce qui permet de préserver la couleur, la texture et la valeur nutritionnelle de vos aliments. Les légumes cuits à la vapeur, les céréales comme le quinoa ou le riz brun, et même le poisson ou le poulet peuvent être préparés rapidement et facilement à l'aide d'un panier vapeur ou d'un cuiseur vapeur électrique.

Faire sauter ou sauter: Lorsqu'ils sont bien faits, les sautés ou les sautés peuvent être une façon saine et savoureuse de cuisiner les repas conviviaux de Hashimoto. Utilisez une petite quantité de graisses saines, comme l'huile d'olive ou l'huile d'avocat, et faites le plein de légumes colorés, de protéines maigres, d'herbes aromatiques et d'épices pour un plat riche en nutriments.

Techniques de préparation des repas

En plus de choisir des méthodes de cuisson saines, l'intégration de techniques efficaces de préparation des repas peut contribuer à rationaliser le processus de cuisson et à faciliter le respect d'un régime alimentaire nutritif. Voici quelques conseils à considérer :

Cuisson par lots : Passez du temps le week-end ou chaque fois que vous avez du temps libre pour préparer de grandes quantités d'ingrédients de base comme les céréales, les haricots et les protéines. Ceux-ci peuvent ensuite être répartis et conservés au réfrigérateur ou au congélateur pour une utilisation facile tout au long de la semaine.

Préparez à l'avance Ingrédients : Lavez, hachez et préparez les ingrédients à l'avance pour gagner du temps pendant la semaine. Avoir à portée de main des légumes pré-coupés, des protéines marinées et des céréales cuites peut réduire considérablement le temps de préparation des repas les soirs de semaine chargés.

Utilisez des recettes One-Pot ou One-Pan : Simplifiez la préparation de vos repas en optant pour des recettes pouvant être cuisinées dans une seule casserole ou poêle. Les repas tout-en-un comme les soupes, les ragoûts et les ragoûts sont non seulement pratiques, mais facilitent également le nettoyage.

Planifiez des repas équilibrés : Lorsque vous planifiez vos repas, visez un équilibre entre protéines maigres, graisses saines, glucides complexes et beaucoup de fruits et légumes. Cela garantit que vos repas sont équilibrés sur le plan nutritionnel et fournissent les nutriments essentiels nécessaires au maintien de la santé de la thyroïde et à la gestion de l'inflammation.

Planification des repas sur 30 jours

Jour 1 :
- Petit-déjeuner : Smoothie à la mangue et au curcuma
- Déjeuner : Poitrine de poulet grillée aux herbes citronnées, au quinoa et aux légumes rôtis
- Dîner : Saumon grillé avec quinoa et brocoli cuit à la vapeur
- Snack : Houmous avec des tranches de concombre et des bâtonnets de carottes
- Dessert : Pudding aux graines de chia et aux baies mélangées

Jour 2:
- Petit-déjeuner : smoothie aux baies et à la betterave
- Déjeuner : Sauté de tofu avec poivrons, pois mange-tout et riz brun
- Dîner : Sauté de dinde avec riz brun
- Snack : yaourt grec avec baies et filet de miel
- Dessert : Fraises enrobées de chocolat noir

Jour 3 :
- Petit-déjeuner : smoothie de la déesse verte
- Déjeuner : Soupe de lentilles et légumes avec salade de poulet grillé
- Dîner : Poitrine de poulet au four avec purée de patates douces
- Collation : Beurre d'amande sur des craquelins aux grains entiers
- Dessert : Pommes au four à la cannelle et aux noix

Jour 4 :
- Petit-déjeuner : smoothie au lait doré
- Déjeuner : Salade de quinoa aux légumes rôtis avec vinaigrette citron-tahini
- Dîner : Soupe de lentilles aux épinards sautés
- Snack : Edamame au sel marin
- Dessert : Belle crème de banane avec filet de beurre d'amande

Jour 5 :
- Petit-déjeuner : Jus vert anti-inflammatoire
- Déjeuner : Tacos aux haricots noirs et patates douces avec avocat et salsa verde
- Dîner : tofu et curry de légumes
- Snack : Mélange montagnard avec noix, graines et fruits secs
- Dessert : Ananas grillé au miel et à la menthe

Jour 6 :
- Petit-déjeuner : Bol de petit-déjeuner aux baies d'açaï
- Déjeuner : Salade de chou-fleur rôti et de lentilles avec vinaigrette curcuma-tahini
- Dîner : Curry de pois chiches et d'épinards avec riz brun
- Snack : chips de chou frisé à l'huile d'olive et au sel marin
- Dessert : Parfait au yaourt et au citron et aux bleuets

Jour 7 :
- Petit-déjeuner : bol de pudding aux graines de chia et aux baies mélangées
- Déjeuner : Poivrons farcis méditerranéens avec quinoa et fromage feta
- Dîner : Salade de quinoa aux légumes rôtis
- Snack : Houmous de betterave et poivrons tranchés
- Dessert : Riz au lait à la noix de coco et à la mangue

Jour 8 :
- Petit-déjeuner : Parfait au yaourt grec avec granola et fruits frais
- Déjeuner : Tacos aux haricots noirs et aux patates douces
- Dîner : Sauté de lentilles et légumes
- Snack : Noix grillées épicées au poivre de Cayenne et au romarin
- Dessert : Sorbet aux baies et à la menthe fraîche

Jour 9 :
- Petit-déjeuner : Bol de petit-déjeuner au quinoa avec épinards, avocat et œuf poché
- Déjeuner : Buddha Bowl avec riz brun, légumes rôtis et pois chiches
- Dîner : Saladier de quinoa, mesclun et avocat
- Collation : Guacamole avec chips tortilla à grains entiers
- Dessert : Pudding aux graines de chia et aux baies mélangées

Jour 10 :
- Petit-déjeuner : flocons d'avoine à la noix de coco et à la mangue
- Déjeuner : Bol de quinoa du sud-ouest avec haricots noirs, maïs et avocat
- Dîner : Buddha Bowl avec riz brun et légumes rôtis
- Snack : Plateau de crudités de légumes avec trempette au yaourt
- Dessert : Truffes à l'avocat et au chocolat noir

Jour 11 :
- Petit-déjeuner : crêpes aux bleuets à grains entiers avec yaourt grec et miel
- Déjeuner : bol de tofu teriyaki avec riz brun, brocoli et graines de sésame
- Dîner : Salade de quinoa aux légumes rôtis
- Snack : Brochettes Caprese avec tomates cerises, mozzarella et basilic
- Dessert : Bouchées de banane et de beurre d'amande

Jour 12 :
- Petit-déjeuner : gaufres de sarrasin avec mélange de baies et filet de beurre d'amande

- Déjeuner : bol de couscous grec avec concombre, tomate et fromage feta
- Dîner : Curry de pois chiches et d'épinards
- Collation : Salsa à la mangue avec chips de pita aux grains entiers
- Dessert : Amandes grillées au cacao et au sel marin

Jour 13 :
- Petit-déjeuner : crêpes au quinoa, tranches de banane et cannelle
- Déjeuner : bol de céréales méditerranéennes avec farro, aubergines rôties et houmous
- Dîner : Poivrons farcis à la méditerranéenne
- Collation : Triangles phyllo aux épinards et feta
- Dessert : Écorce de yaourt grec aux baies et granola

Jour 14 :
- Petit-déjeuner : gaufres à l'avoine avec fraises fraîches et graines de chia
- Déjeuner : brochettes de salade grecque avec concombre, tomate, feta et olives
- Dîner : Tacos aux haricots noirs et patates douces avec avocat et salsa verde
- Snack : Houmous de betterave et poivrons tranchés
- Dessert : Boules de bonheur à la noix de coco, aux amandes et aux dattes

Jour 15 :
- Petit déjeuner : Crêpes d'épeautre, pommes sautées et sirop de cannelle
- Déjeuner : Coupes de salade de quinoa, avocat et citron vert
- Dîner : tofu et curry de légumes
- Collation : Biscuits aux pépites de chocolat et au quinoa
- Dessert : Sorbet aux baies et à la menthe fraîche

Jour 16 :
- Petit-déjeuner : Smoothie à la mangue et au curcuma
- Déjeuner : Poitrine de poulet grillée aux herbes citronnées, au quinoa et aux légumes rôtis
- Dîner : Saumon grillé avec quinoa et brocoli cuit à la vapeur
- Snack : Houmous avec des tranches de concombre et des bâtonnets de carottes
- Dessert : Fraises enrobées de chocolat noir

Jour 17 :
- Petit-déjeuner : smoothie aux baies et à la betterave
- Déjeuner : Sauté de tofu avec poivrons, pois mange-tout et riz brun
- Dîner : Sauté de dinde avec riz brun
- Snack : yaourt grec avec baies et filet de miel
- Dessert : Pommes au four à la cannelle et aux noix

Jour 18 :
- Petit-déjeuner : smoothie de la déesse verte
- Déjeuner : Soupe de lentilles et légumes avec salade de poulet grillé
- Dîner : Poitrine de poulet au four avec purée de patates douces

- Collation : Beurre d'amande sur des craquelins aux grains entiers
- Dessert : Belle crème de banane avec filet de beurre d'amande

Jour 19 :
- Petit-déjeuner : smoothie au lait doré
- Déjeuner : Salade de quinoa aux légumes rôtis avec vinaigrette citron-tahini
- Dîner : Soupe de lentilles aux épinards sautés
- Snack : Edamame au sel marin
- Dessert : Ananas grillé au miel et à la menthe

Jour 20 :
- Petit-déjeuner : Jus vert anti-inflammatoire
- Déjeuner : Tacos aux haricots noirs et patates douces avec avocat et salsa verde
- Dîner : tofu et curry de légumes
- Snack : Mélange montagnard avec noix, graines et fruits secs
- Dessert : Parfait au yaourt et au citron et aux bleuets

Jour 21 :
- Petit-déjeuner : Bol de petit-déjeuner aux baies d'açaï
- Déjeuner : Salade de chou-fleur rôti et de lentilles avec vinaigrette curcuma-tahini
- Dîner : Curry de pois chiches et d'épinards avec riz brun
- Snack : chips de chou frisé à l'huile d'olive et au sel marin
- Dessert : Riz au lait à la noix de coco et à la mangue

Jour 22 :
- Petit-déjeuner : bol de pudding aux graines de chia et aux baies mélangées
- Déjeuner : Poivrons farcis méditerranéens avec quinoa et fromage feta
- Dîner : Salade de quinoa aux légumes rôtis
- Snack : Houmous de betterave et poivrons tranchés
- Dessert : Pudding aux graines de chia et aux baies mélangées

Jour 23 :
- Petit-déjeuner : Parfait au yaourt grec avec granola et fruits frais
- Déjeuner : Tacos aux haricots noirs et aux patates douces
- Dîner : Sauté de lentilles et légumes
- Snack : Noix grillées épicées au poivre de Cayenne et au romarin
- Dessert : Sorbet aux baies et à la menthe fraîche

Jour 24 :
- Petit-déjeuner : Bol de petit-déjeuner au quinoa avec épinards, avocat et œuf poché
- Déjeuner : Buddha Bowl avec riz brun, légumes rôtis et pois chiches
- Dîner : Saladier de quinoa, mesclun et avocat
- Collation : Guacamole avec chips tortilla à grains entiers
- Dessert : Pudding aux graines de chia et aux baies mélangées

Jour 25 :
- Petit-déjeuner : flocons d'avoine à la noix de coco et à la mangue
- Déjeuner : Bol de quinoa du sud-ouest avec haricots noirs, maïs et avocat
- Dîner : Buddha Bowl avec riz brun et légumes rôtis
- Snack : Plateau de crudités de légumes avec trempette au yaourt
- Dessert : Truffes à l'avocat et au chocolat noir

Jour 26 :
- Petit-déjeuner : crêpes aux bleuets à grains entiers avec yaourt grec et miel
- Déjeuner : bol de tofu teriyaki avec riz brun, brocoli et graines de sésame
- Dîner : Salade de quinoa aux légumes rôtis
- Snack : Brochettes Caprese avec tomates cerises, mozzarella et basilic
- Dessert : Bouchées de banane et de beurre d'amande

Jour 27 :
- Petit-déjeuner : gaufres de sarrasin avec mélange de baies et filet de beurre d'amande
- Déjeuner : bol de couscous grec avec concombre, tomate et fromage feta
- Dîner : Curry de pois chiches et d'épinards
- Collation : Salsa à la mangue avec chips de pita aux grains entiers
- Dessert : Amandes grillées au cacao et au sel marin

Jour 28 :
- Petit-déjeuner : crêpes au quinoa, tranches de banane et cannelle
- Déjeuner : bol de céréales méditerranéennes avec farro, aubergines rôties et houmous
- Dîner : Poivrons farcis à la méditerranéenne
- Collation : Triangles phyllo aux épinards et feta
- Dessert : Écorce de yaourt grec aux baies et granola

Jour 29 :
- Petit-déjeuner : gaufres à l'avoine avec fraises fraîches et graines de chia
- Déjeuner : brochettes de salade grecque avec concombre, tomate, feta et olives
- Dîner : Tacos aux haricots noirs et patates douces avec avocat et salsa verde
- Snack : Houmous de betterave et poivrons tranchés
- Dessert : Boules de bonheur à la noix de coco, aux amandes et aux dattes

Jour 30 :
- Petit déjeuner : Crêpes d'épeautre, pommes sautées et sirop de cannelle
- Déjeuner : Coupes de salade de quinoa, avocat et citron vert
- Dîner : Sauté de lentilles et légumes
- Collation : Biscuits aux pépites de chocolat et au quinoa
- Dessert : Sorbet aux baies et à la menthe fraîche

Chapitre 3 : Conseils de style de vie pour gérer la maladie de Hashimoto

Techniques de gestion du stress

Méditation de pleine conscience: Pratiquer la méditation de pleine conscience implique de concentrer son attention sur le moment présent sans jugement. Cela peut aider à réduire les niveaux de stress et d'anxiété, à favoriser la relaxation et à améliorer le bien-être général. Commencez par de courtes séances de méditation guidée et augmentez progressivement la durée à mesure que vous vous sentez plus à l'aise.

Exercices de respiration profonde: Des exercices de respiration profonde, tels que la respiration diaphragmatique ou la respiration abdominale, peuvent aider à activer la réponse de relaxation du corps et à réduire le stress. Inspirez lentement et profondément par le nez, en permettant à votre ventre de se dilater, puis expirez lentement par la bouche. Répétez cette opération plusieurs fois, en vous concentrant sur la sensation de votre respiration.

Relaxation Musculaire Progressive (PMR) : La PMR consiste à tendre puis à détendre différents groupes musculaires de votre corps pour relâcher les tensions et favoriser la relaxation. Commencez par contracter les muscles de vos orteils pendant quelques secondes, puis détendez-les complètement. Déplacez-vous dans votre corps, en tendant et en relâchant chaque groupe musculaire au fur et à mesure.

Yoga ou Tai Chi : Le yoga et le Tai Chi sont des formes d'exercices douces qui combinent postures physiques, respiration et pratiques de pleine conscience. Les deux peuvent aider à réduire le stress, à améliorer la flexibilité et l'équilibre et à favoriser un sentiment de calme et de bien-être. Recherchez des cours adaptés aux débutants ou des vidéos en ligne pour commencer.

Exercice régulier: Pratiquer une activité physique régulière est un excellent moyen de réduire le stress et d'améliorer son humeur. Visez au moins 30 minutes d'exercice d'intensité modérée la plupart des jours de la semaine. Choisissez des activités que vous aimez, qu'il s'agisse de marche, de natation, de danse ou de vélo, et intégrez-les régulièrement à votre routine.

Habitudes de vie saines : Donnez la priorité à des habitudes de vie saines, comme dormir suffisamment, avoir une alimentation équilibrée et rester hydraté. Ces habitudes peuvent aider à soutenir la capacité de votre corps à faire face au stress et à maintenir une santé et un bien-être général.

Rechercher de l'aide : N'hésitez pas à demander le soutien d'amis, de membres de votre famille ou d'un professionnel de la santé mentale si vous vous sentez dépassé par le stress. Parler de vos sentiments et de vos expériences avec les autres peut apporter une perspective, une validation et un soutien émotionnel.

Limiter les facteurs de stress: Identifiez les sources de stress dans votre vie et prenez des mesures pour les minimiser ou les éliminer lorsque cela est possible. Cela peut impliquer de fixer des limites, de déléguer des tâches ou d'apprendre à dire non à des engagements qui ne correspondent pas à vos priorités.

Pratiquez les soins personnels: Prenez du temps pour des activités qui vous apportent joie et détente, qu'il s'agisse de passer du temps dans la nature, de lire un livre, de prendre un bain chaud ou d'écouter de la musique. Donnez la priorité aux soins personnels comme élément essentiel de votre routine.

Restez présent : Concentrez-vous sur le moment présent plutôt que de vous soucier du passé ou du futur. Pratiquez la gratitude en réfléchissant aux choses pour lesquelles vous êtes reconnaissant dans votre vie, aussi petites soient-elles.

Importance de l'exercice régulier

Premièrement, l'exercice contribue à soutenir une fonction thyroïdienne saine en augmentant le flux sanguin vers la glande thyroïde. Cette amélioration du flux sanguin peut améliorer la production d'hormones et la régulation du métabolisme, qui sont des aspects cruciaux de la gestion de Hashimoto.

De plus, de nombreuses personnes atteintes de la maladie de Hashimoto ont du mal à gérer leur poids en raison de changements dans le métabolisme et les niveaux d'hormones. L'exercice régulier peut aider à gérer le poids en brûlant des calories, en développant une masse musculaire maigre et en augmentant le taux métabolique.

L'exercice a également des effets anti-inflammatoires sur le corps, ce qui peut être particulièrement bénéfique pour les personnes atteintes de maladies auto-immunes comme celle de Hashimoto. En réduisant l'inflammation, l'exercice peut aider à soulager les symptômes tels que la fatigue, les douleurs articulaires et la raideur musculaire.

De plus, l'activité physique libère des endorphines, des neurotransmetteurs qui favorisent les sentiments de bonheur et de bien-être. Cela peut aider à réduire les symptômes de dépression et d'anxiété, à améliorer l'humeur et à augmenter les niveaux d'énergie, des préoccupations courantes chez les personnes atteintes de la maladie de Hashimoto.

L'exercice régulier améliore également la santé cardiovasculaire en abaissant la tension artérielle, en réduisant les taux de cholestérol LDL (mauvais) et en améliorant la fonction cardiaque. Ceci est important car la maladie de Hashimoto a été associée à un risque accru de maladie cardiovasculaire.

De plus, l'exercice renforce le système immunitaire, améliore la santé des os et améliore la qualité du sommeil. Ces bienfaits contribuent au bien-être général et à la qualité de vie des personnes atteintes de la maladie de Hashimoto.

Dormir suffisamment pour l'équilibre hormonal

Passer une bonne nuit de sommeil ne consiste pas seulement à se sentir reposé : c'est essentiel pour maintenir l'équilibre des hormones de votre corps et favoriser la santé globale. Voici pourquoi le sommeil est important :

Considérez le sommeil comme l'occasion pour votre corps d'appuyer sur le bouton de réinitialisation. Lorsque vous dormez, votre corps est occupé en coulisses, régulant toutes sortes de processus importants, y compris la production d'hormones. L'une de ces hormones est le cortisol, souvent appelé hormone du stress. Lorsque vous êtes bien reposé, les niveaux de cortisol suivent un rythme naturel, augmentant le matin pour vous aider à vous réveiller et diminuant le soir pour vous aider à vous détendre. Mais lorsque vous manquez de sommeil, les niveaux de cortisol peuvent se détraquer, entraînant une augmentation du sentiment de stress et des perturbations potentielles de la fonction thyroïdienne.

Le sommeil affecte également les hormones de votre appétit : la ghréline et la leptine. La ghréline est l'hormone qui indique à votre cerveau que vous avez faim, tandis que la leptine signale que vous êtes rassasié. Lorsque vous manquez de sommeil, les niveaux de ghréline augmentent, ce qui vous donne plus faim et vous incite à prendre une collation de fin de soirée. Pendant ce temps, les niveaux de leptine diminuent, donc même après avoir mangé, vous pourriez toujours avoir l'impression de ne pas en avoir assez.

Et n'oublions pas vos hormones thyroïdiennes. Ces petits gars sont comme les chefs d'orchestre de votre corps, aidant à réguler le métabolisme, les niveaux d'énergie et bien plus encore. Mais lorsque votre sommeil est perturbé, cela peut perturber l'équilibre délicat des hormones thyroïdiennes, entraînant des symptômes tels que fatigue, prise de poids et sautes d'humeur, des problèmes courants chez les personnes atteintes de maladies comme la maladie de Hashimoto.

Mais ce n'est pas seulement une question d'hormones : le sommeil affecte également votre bien-être général. Il soutient votre système immunitaire, aide votre cerveau à fonctionner correctement et joue même un rôle dans la régulation de votre humeur. Donc, si vous voulez vous sentir mieux et garder vos hormones heureuses, il est essentiel de donner la priorité à un sommeil de qualité. Visez 7 à 9 heures de sommeil chaque nuit et vous donnerez à votre corps le repos dont il a besoin pour s'épanouir.

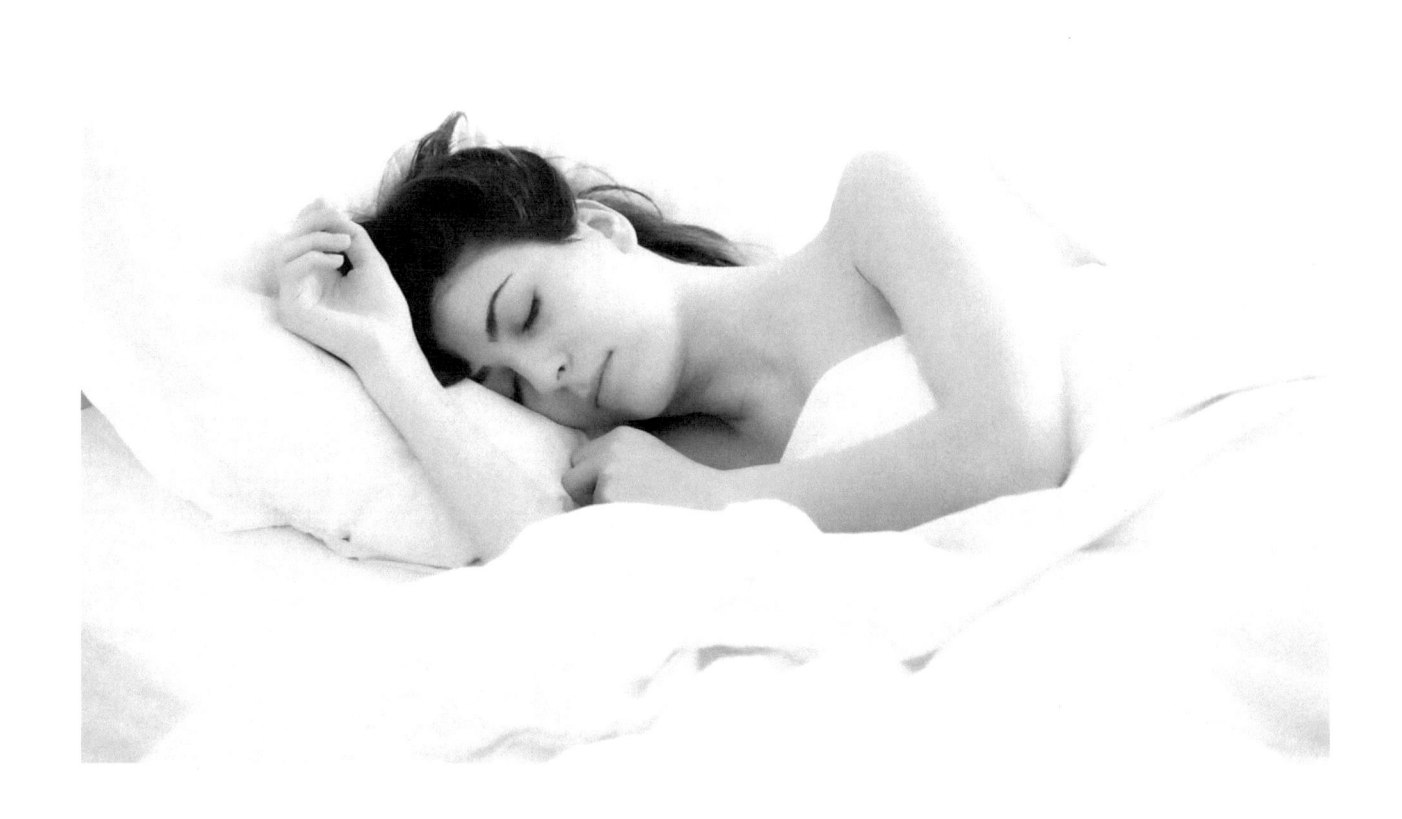

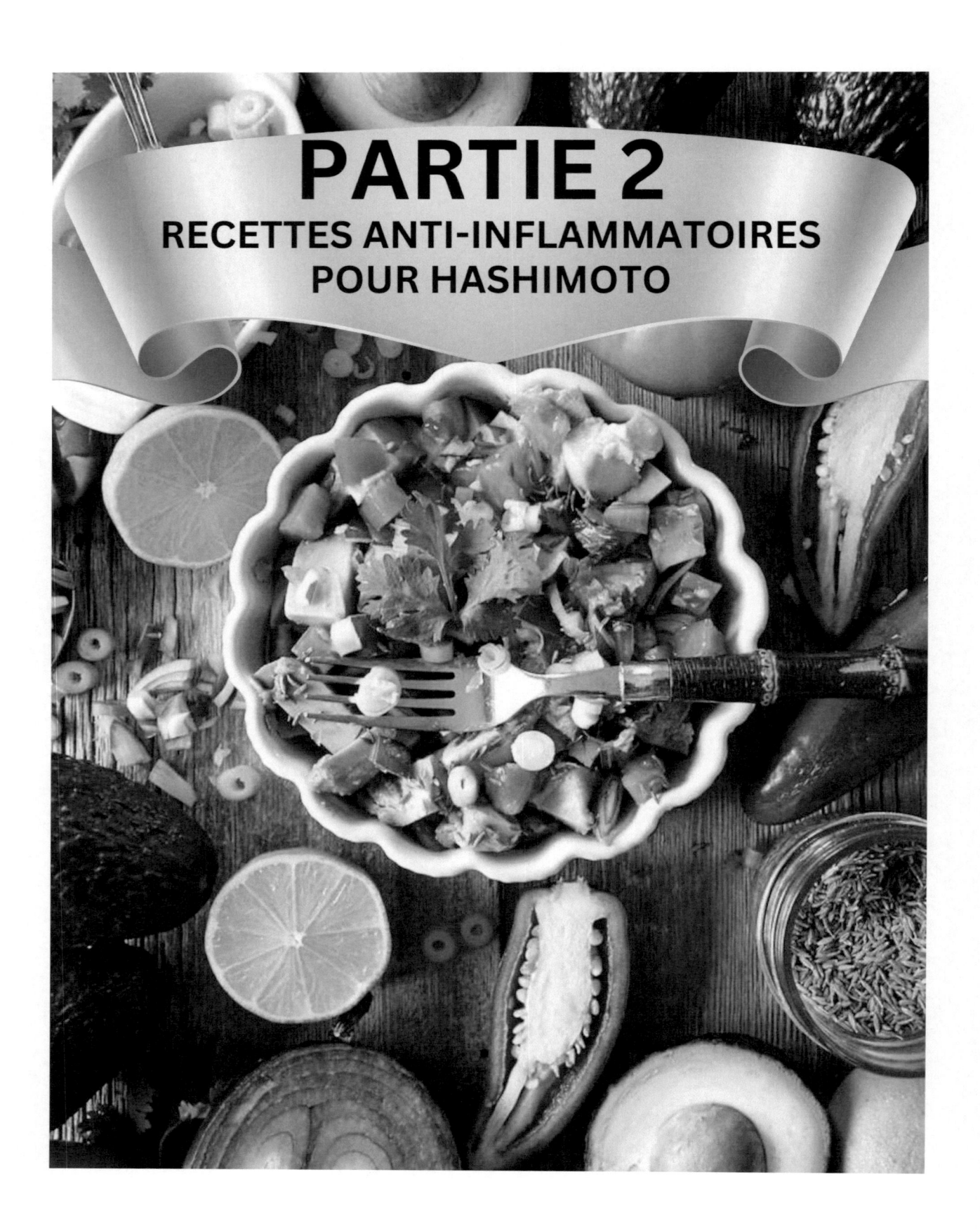

PARTIE 2
RECETTES ANTI-INFLAMMATOIRES POUR HASHIMOTO

Chapitre 4 : Recettes de petit-déjeuner énergisantes

I. Smoothies et jus anti-inflammatoires :

1.Smoothie à la mangue et au curcuma

- Temps de préparation : 5 minutes
- Temps de cuisson : N/A
- Portions : 2

Ingrédients:
- 1 tasse de morceaux de mangue surgelés
- 1/2 tasse de yaourt grec nature
- 1 cuillère à café de curcuma moulu
- 1/2 cuillère à café de gingembre moulu
- 1 cuillère à soupe de miel ou de sirop d'érable
- 1 tasse de lait d'amande

Préparation Méthode:
1. Mélangez tous les ingrédients dans un mixeur.
2. Mélanger jusqu'à consistance lisse et crémeuse.
3. Verser dans des verres et servir immédiatement.

Valeurs nutritionnelles (par portion) :
- Calories : 150
- Protéine : 7g
- Graisse : 3g
- Glucides : 25g
- Fibres : 3 g
- Sucre : 19g
- Fer : 0,8 mg
- Sodium : 90 mg
- Potassium : 260 mg
- Cholestérol : 2mg
- Calcium : 210 mg

2.Smoothie aux baies et à la betterave

- Temps de préparation : 8 minutes
- Temps de cuisson : N/A
- Portions : 2

Ingrédients:
- 1/2 tasse de petits fruits mélangés surgelés
- 1/2 petite betterave pelée et hachée
- 1 cuillère à soupe de graines de chia
- 1 cuillère à soupe de miel ou de sirop d'érable
- 1 tasse de feuilles d'épinards
- 1 tasse d'eau de coco

Méthode de préparation:
1. Mélangez tous les ingrédients dans un mixeur.
2. Mélanger jusqu'à consistance lisse et bien mélangée.
3. Verser dans des verres et servir immédiatement.

Valeurs nutritionnelles (par portion) :
- Calories : 120
- Protéine : 3g
- Graisse : 3g
- Glucides : 23g
- Fibres : 6g
- Sucre : 13g
- Fer : 1,1 mg
- Sodium : 50 mg
- Potassium : 330 mg
- Cholestérol : 0 mg
- Calcium : 150 mg

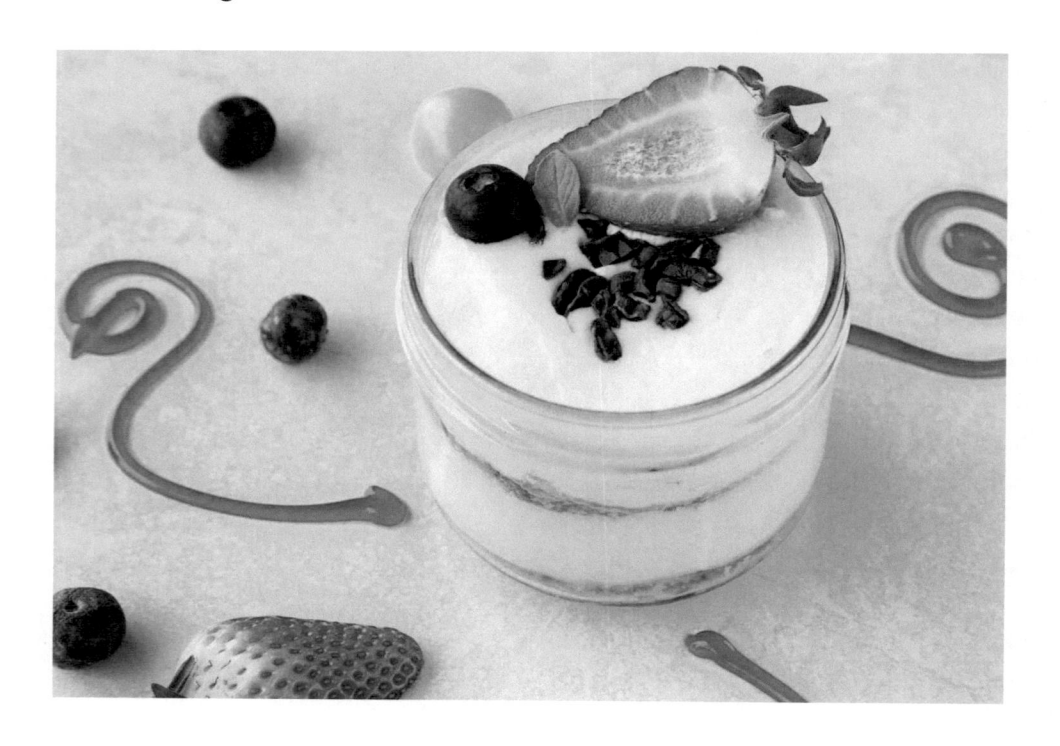

3. Smoothie Déesse Verte

- Temps de préparation : 7 minutes
- Temps de cuisson : N/A
- Portions : 2

Ingrédients:
- 1 banane mûre
- 1/2 tasse de morceaux d'ananas surgelés
- 1 tasse de feuilles d'épinards
- 1/2 avocat
- 1 cuillère à soupe de jus de citron frais
- 1 tasse d'eau de coco

Méthode de préparation:
1. Mélangez tous les ingrédients dans un mixeur.
2. Mélanger jusqu'à consistance lisse et crémeuse.
3. Verser dans des verres et servir immédiatement.

Valeurs nutritionnelles (par portion) :
- Calories : 180
- Protéine : 3g
- Matière grasse : 8g
- Glucides : 28g
- Fibres : 6g
- Sucre : 15g
- Fer : 1,5 mg
- Sodium : 70 mg
- Potassium : 660 mg
- Cholestérol : 0 mg
- Calcium : 90 mg

4. Smoothie au lait doré

- Temps de préparation : 5 minutes
- Temps de cuisson : N/A
- Portions : 2

Ingrédients:
- 1 banane mûre
- 1/2 tasse de morceaux d'ananas surgelés
- 1 cuillère à café de curcuma moulu
- 1/2 cuillère à café de cannelle moulue
- Pincée de poivre noir
- 1 cuillère à soupe de miel ou de sirop d'érable

- 1 tasse de lait d'amande non sucré

Méthode de préparation:
1. Mélangez tous les ingrédients dans un mixeur.
2. Mélanger jusqu'à consistance lisse et bien mélangée.
3. Verser dans des verres et servir immédiatement.

Valeurs nutritionnelles (par portion) :
- Calories : 160
- Protéine : 2g
- Matière grasse : 2g
- Glucides : 36g
- Fibres : 4g
- Sucre : 21g
- Fer : 0,8 mg
- Sodium : 100 mg
- Potassium : 400 mg
- Cholestérol : 0 mg
- Calcium : 270 mg

5.Jus vert anti-inflammatoire

- Temps de préparation : 10 minutes
- Temps de cuisson : N/A
- Portions : 2

Ingrédients:
- 2 tasses de feuilles de chou frisé
- 1 concombre, pelé
- 2 branches de céleri
- 1 pomme verte, évidée
- Morceau de 1 pouce de gingembre, pelé
- 1 cuillère à soupe de jus de citron frais
- 1/2 tasse d'eau de coco

Méthode de préparation:
1. Lavez soigneusement tous les ingrédients.
2. Coupez les feuilles de chou frisé, le concombre, le céleri, la pomme et le gingembre en petits morceaux.
3. Ajoutez tous les ingrédients dans un presse-agrumes ou un mixeur.
4. Mélanger ou jus jusqu'à consistance lisse.
5. Filtrez le jus à l'aide d'une passoire fine, si vous le souhaitez.
6. Verser dans des verres et servir immédiatement.

Valeurs nutritionnelles (par portion) :
- Calories : 80

- Protéine : 2g
- Matière grasse : 1g
- Glucides : 18g
- Fibres : 4g
- Sucre : 10g
- Fer : 1,2 mg
- Sodium : 50 mg
- Potassium : 460 mg
- Cholestérol : 0 mg
- Calcium : 120 mg

II.Bols de petit-déjeuner riches en nutriments :

6.Bol de petit-déjeuner aux baies d'açaï

- Temps de préparation : 5 minutes
- Temps de cuisson : N/A
- Portions : 2

Ingrédients:
- 2 paquets de purée d'açai surgelée
- 1/2 tasse de petits fruits mélangés surgelés
- 1 banane, tranchée
- 1/4 tasse de granola
- 2 cuillères à soupe de noix de coco râpée
- 2 cuillères à soupe de miel ou de sirop d'érable

Méthode de préparation:
1. Dans un mélangeur, mélanger la purée d'açaï surgelée et les baies mélangées jusqu'à obtenir une consistance lisse.
2. Répartissez le mélange mélangé dans des bols.
3. Garnir de tranches de banane, de granola, de noix de coco râpée et arroser de miel ou de sirop d'érable.
4. Sers immédiatement.

Valeurs nutritionnelles (par portion) :
- Calories : 300
- Protéine : 3g
- Matière grasse : 12g
- Glucides : 45g
- Fibres : 7g
- Sucre : 30g
- Fer : 1,5 mg

- Sodium : 10mg
- Potassium : 390 mg
- Cholestérol : 0 mg
- Calcium : 60 mg

7. Bol de pudding aux graines de chia et aux baies mélangées

- Temps de préparation : 5 minutes (+ trempage toute la nuit)
- Temps de cuisson : N/A
- Portions : 2

Ingrédients:
- 1/4 tasse de graines de chia
- 1 tasse de lait d'amande
- 1 cuillère à soupe de miel ou de sirop d'érable
- 1/2 cuillère à café d'extrait de vanille
- 1/2 tasse de petits fruits mélangés (comme des fraises, des bleuets, des framboises)
- 2 cuillères à soupe d'amandes effilées

Méthode de préparation:
1. Dans un bol, mélangez les graines de chia, le lait d'amande, le miel ou le sirop d'érable et l'extrait de vanille. Bien mélanger.
2. Couvrir le bol et réfrigérer toute la nuit ou pendant au moins 4 heures, jusqu'à ce que le mélange épaississe et ressemble à un pudding.
3. Répartissez le pudding aux graines de chia dans des bols.
4. Garnir de baies mélangées et d'amandes tranchées.
5. Servir frais.

Valeurs nutritionnelles (par portion) :
- Calories : 200
- Protéine : 6g
- Matière grasse : 10g
- Glucides : 25g
- Fibres : 10g
- Sucre : 12g
- Fer : 2,5 mg
- Sodium : 80 mg
- Potassium : 250 mg
- Cholestérol : 0 mg
- Calcium : 300 mg

8. Parfait au yaourt grec avec granola et fruits frais

- Temps de préparation : 5 minutes

- Temps de cuisson : N/A
- Portions : 2

Ingrédients:
- 1 tasse de yaourt grec
- 1/2 tasse de granola
- 1/2 tasse de fruits frais (comme des baies, des tranches de banane)
- 2 cuillères à soupe de miel ou de sirop d'érable

Méthode de préparation:
1. Dans deux verres ou bols, répartir le yaourt grec, le granola et les fruits frais.
2. Arroser de miel ou de sirop d'érable.
3. Sers immédiatement.

Valeurs nutritionnelles (par portion) :
- Calories : 300
- Protéine : 15g
- Matière grasse : 7g
- Glucides : 45g
- Fibres : 5g
- Sucre : 25g
- Fer : 1mg
- Sodium : 60 mg
- Potassium : 360 mg
- Cholestérol : 10mg
- Calcium : 200 mg

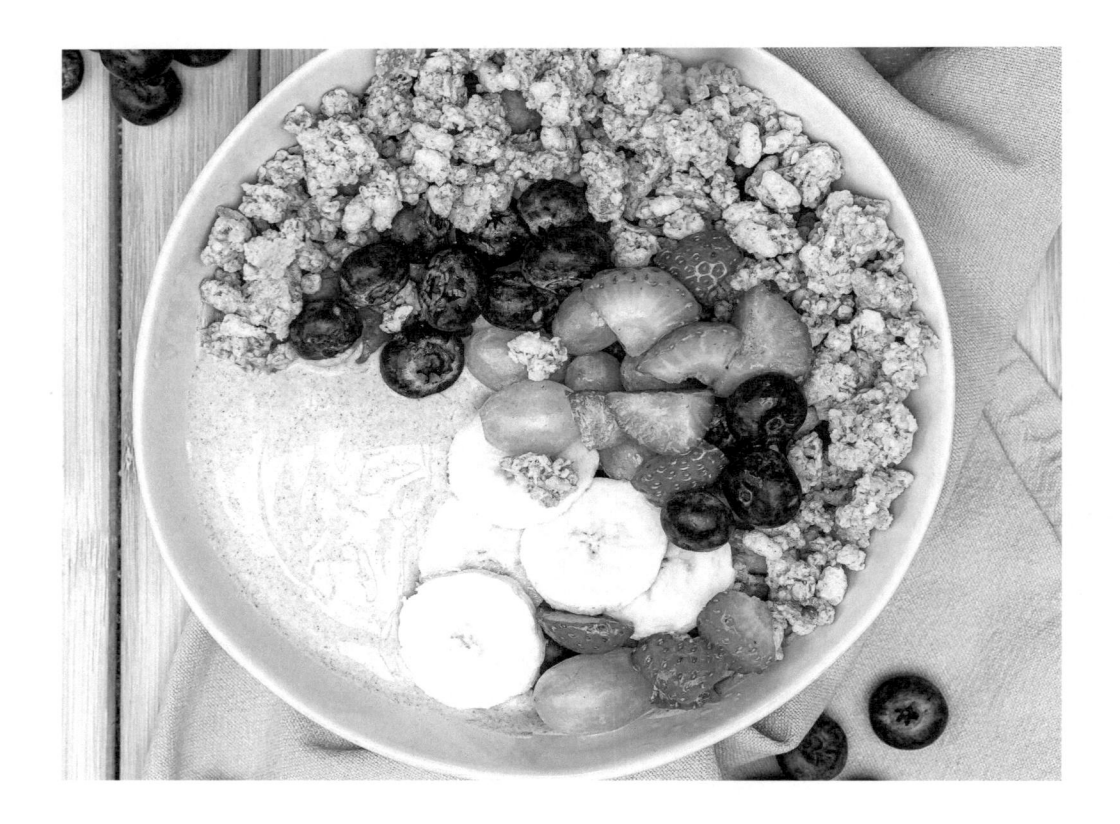

9. Bol de petit-déjeuner au quinoa avec épinards, avocat et œuf poché

- Temps de préparation : 15 minutes
- Temps de cuisson : 15 minutes
- Portions : 2

Ingrédients:
- 1/2 tasse de quinoa, rincé
- 1 tasse d'eau ou de bouillon de légumes
- 2 tasses de feuilles d'épinards frais
- 1 avocat, tranché
- 2 oeufs
- Sel et poivre au goût
- Flocons de piment rouge, pour garnir (facultatif)

Méthode de préparation:
1. Dans une casserole, porter à ébullition l'eau ou le bouillon de légumes. Ajouter le quinoa, réduire le feu à doux, couvrir et laisser mijoter pendant 15 minutes ou jusqu'à ce que le quinoa soit cuit et que le liquide soit absorbé.
2. Dans une autre casserole, porter l'eau à ébullition douce. Cassez les œufs dans des tasses séparées. Glissez délicatement les œufs, un à la fois, dans l'eau frémissante. Cuire 3 à 4 minutes pour un jaune tendre ou plus longtemps pour un jaune plus ferme.

3. Pendant que les œufs sont pochés, répartissez le quinoa cuit et les feuilles d'épinards frais dans des bols.
4. Garnir chaque bol de tranches d'avocat.
5. À l'aide d'une écumoire, retirez les œufs pochés de l'eau et placez-en un sur chaque bol.
6. Assaisonner avec du sel, du poivre et des flocons de piment rouge, si désiré.
7. Sers immédiatement.

Valeurs nutritionnelles (par portion) :
- Calories : 380
- Protéine : 15g
- Matière grasse : 18g
- Glucides : 40g
- Fibres : 10g
- Sucre : 2g
- Fer : 3,5 mg
- Sodium : 130 mg
- Potassium : 850 mg
- Cholestérol : 185 mg
- Calcium : 100 mg

dix. Gruau de nuit à la noix de coco et à la mangue

- Temps de préparation : 5 minutes
- Temps de cuisson : N/A (nécessite un trempage toute la nuit)
- Portions : 2

Ingrédients :
- 1 tasse de flocons d'avoine
- 1 tasse de lait de coco
- 1 mangue mûre, coupée en dés
- 2 cuillères à soupe de noix de coco râpée
- 1 cuillère à soupe de graines de chia
- 1 cuillère à soupe de miel ou de sirop d'érable (facultatif)
- Garnitures supplémentaires : amandes tranchées, baies fraîches

Méthode de préparation :
1. Dans un bol ou un pot à mélanger, mélanger les flocons d'avoine, le lait de coco, la mangue coupée en dés, la noix de coco râpée, les graines de chia et le miel ou le sirop d'érable (le cas échéant).
2. Bien mélanger pour combiner tous les ingrédients.
3. Couvrir le bol ou le pot avec un couvercle ou une pellicule plastique et réfrigérer toute la nuit ou pendant au moins 4 heures pour permettre aux flocons d'avoine de tremper et de ramollir.

4. Avant de servir, remuez bien les flocons d'avoine. Si le mélange est trop épais, vous pouvez ajouter un peu de lait de coco supplémentaire pour obtenir la consistance souhaitée.
5. Répartissez les flocons d'avoine pendant la nuit dans des bols ou des bocaux de service.
6. Garnir d'amandes tranchées et de baies fraîches, si désiré, avant de servir.

Valeurs nutritionnelles (par portion) :
- Calories : 280
- Protéine : 6g
- Matière grasse : 14g
- Glucides : 35g
- Fibres : 6g
- Sucre : 14g
- Fer : 2,5 mg
- Sodium : 20mg
- Potassium : 400 mg
- Cholestérol : 0 mg
- Calcium : 90 mg

III. Crêpes et gaufres à grains entiers avec garnitures anti-inflammatoires :

11. Crêpes aux bleuets à grains entiers avec yaourt grec et miel

- Temps de préparation : 10 minutes
- Temps de cuisson : 15 minutes
- Portions : 2 (environ 6 crêpes)

Ingrédients :
- 1 tasse de farine de grains entiers
- 1 cuillère à soupe de levure chimique
- 1/4 cuillère à café de sel
- 1 oeuf
- 1 tasse de lait (n'importe quel type)
- 1 cuillère à soupe de miel
- 1/2 tasse de bleuets frais
- Yaourt grec et miel supplémentaire pour servir

Méthode de préparation :
1. Dans un bol à mélanger, mélanger la farine complète, la levure chimique et le sel.
2. Dans un autre bol, fouettez ensemble l'œuf, le lait et le miel.

3. Versez les ingrédients humides dans les ingrédients secs et remuez jusqu'à ce que tout soit bien combiné. Incorporez les myrtilles fraîches.
4. Chauffer une poêle ou une plaque antiadhésive à feu moyen et graisser légèrement avec de l'huile ou un enduit à cuisson.
5. Versez 1/4 tasse de pâte dans la poêle pour chaque crêpe. Cuire jusqu'à ce que des bulles se forment à la surface, puis retourner et cuire jusqu'à ce qu'ils soient dorés des deux côtés.
6. Servir les crêpes avec une cuillerée de yaourt grec et un filet de miel.

Valeurs nutritionnelles (par portion) :
- Calories : 320
- Protéine : 12g
- Matière grasse : 6g
- Glucides : 55g
- Fibres : 6g
- Sucre : 18g
- Fer : 2 mg
- Sodium : 640 mg
- Potassium : 320 mg
- Cholestérol : 80mg
- Calcium : 270 mg

12. Gaufres au sarrasin avec mélange de baies et filet de beurre d'amande

- Temps de préparation : 10 minutes
- Temps de cuisson : 15 minutes
- Portions : 2 (environ 4 gaufres)

Ingrédients:
- 1 tasse de farine de sarrasin
- 1 cuillère à soupe de levure chimique
- 1/4 cuillère à café de sel
- 1 oeuf
- 1 tasse de lait d'amande
- 2 cuillères à soupe d'huile de coco fondue
- 1/2 tasse de petits fruits mélangés (comme des fraises, des bleuets, des framboises)
- 2 cuillères à soupe de beurre d'amande, réchauffé

Méthode de préparation:
1. Dans un bol, mélanger la farine de sarrasin, la levure chimique et le sel.
2. Dans un autre bol, fouetter l'œuf, le lait d'amande et l'huile de coco fondue jusqu'à ce que le tout soit bien mélangé.

3. Versez les ingrédients humides dans les ingrédients secs et mélangez jusqu'à consistance lisse.
4. Préchauffer un gaufrier et graisser légèrement avec de l'huile ou un enduit à cuisson.
5. Versez suffisamment de pâte sur le gaufrier pour recouvrir les grilles. Fermez le couvercle et faites cuire selon les instructions du fabricant jusqu'à ce qu'ils soient dorés et croustillants.
6. Servir les gaufres garnies de fruits mélangés et d'un filet de beurre d'amande chaud.

Valeurs nutritionnelles (par portion) :
- Calories : 420
- Protéine : 12g
- Matière grasse : 20g
- Glucides : 52g
- Fibres : 8g
- Sucre : 5g
- Fer : 2,5 mg
- Sodium : 760 mg
- Potassium : 500 mg
- Cholestérol : 80mg
- Calcium : 270 mg

13. Crêpes au quinoa avec tranches de banane et cannelle

- Temps de préparation : 15 minutes
- Temps de cuisson : 15 minutes
- Portions : 2 (environ 6 crêpes)

Ingrédients:
- 1/2 tasse de quinoa cuit
- 1/2 tasse de farine de grains entiers
- 1 cuillère à soupe de levure chimique
- 1/4 cuillère à café de sel
- 1 oeuf
- 1/2 tasse de lait d'amande
- 1 cuillère à soupe de miel
- 1/2 cuillère à café de cannelle moulue
- 1 banane mûre, tranchée

Méthode de préparation:
1. Dans un bol, mélanger le quinoa cuit, la farine complète, la levure chimique et le sel.
2. Dans un autre bol, fouettez ensemble l'œuf, le lait d'amande, le miel et la cannelle moulue.
3. Versez les ingrédients humides dans les ingrédients secs et remuez jusqu'à ce que tout soit bien combiné.

4. Chauffer une poêle ou une plaque antiadhésive à feu moyen et graisser légèrement avec de l'huile ou un enduit à cuisson.
5. Versez 1/4 tasse de pâte dans la poêle pour chaque crêpe. Cuire jusqu'à ce que des bulles se forment à la surface, puis retourner et cuire jusqu'à ce qu'ils soient dorés des deux côtés.
6. Servir les crêpes garnies de tranches de banane et d'une pincée supplémentaire de cannelle moulue.

Valeurs nutritionnelles (par portion) :
- Calories : 320
- Protéine : 10g
- Matière grasse : 6g
- Glucides : 60g
- Fibres : 6g
- Sucre : 15g
- Fer : 2,5 mg
- Sodium : 620 mg
- Potassium : 420 mg
- Cholestérol : 80mg
- Calcium : 270 mg

14. Gaufres à l'avoine avec fraises fraîches et graines de chia

- Temps de préparation : 10 minutes
- Temps de cuisson : 15 minutes
- Portions : 2 (environ 4 gaufres)

Ingrédients:
- 1 tasse de flocons d'avoine
- 1 cuillère à soupe de levure chimique
- 1/4 cuillère à café de sel
- 1 oeuf
- 1 tasse de lait d'amande
- 2 cuillères à soupe de miel ou de sirop d'érable
- 1 cuillère à café d'extrait de vanille
- Fraises fraîches, tranchées, pour servir
- 1 cuillère à soupe de graines de chia, pour servir

Méthode de préparation:
1. Dans un mélangeur ou un robot culinaire, mixez les flocons d'avoine jusqu'à ce qu'ils forment une fine consistance semblable à de la farine.
2. Dans un bol à mélanger, mélanger la farine d'avoine, la levure chimique et le sel.

3. Dans un autre bol, fouetter ensemble l'œuf, le lait d'amande, le miel ou le sirop d'érable et l'extrait de vanille.
4. Versez les ingrédients humides dans les ingrédients secs et mélangez jusqu'à consistance lisse.
5. Préchauffer un gaufrier et graisser légèrement avec de l'huile ou un enduit à cuisson.
6. Versez suffisamment de pâte sur le gaufrier pour recouvrir les grilles. Fermez le couvercle et faites cuire selon les instructions du fabricant jusqu'à ce qu'ils soient dorés et croustillants.
7. Servir les gaufres garnies de fraises fraîches et d'une pincée de graines de chia.

Valeurs nutritionnelles (par portion) :
- Calories : 350
- Protéine : 10g
- Matière grasse : 7g
- Glucides : 65g
- Fibres : 8g
- Sucre : 20g
- Fer : 2 mg
- Sodium : 730 mg
- Potassium : 420 mg
- Cholestérol : 80mg
- Calcium : 320 mg

15. Crêpes d'épeautre aux pommes sautées et sirop de cannelle

- Temps de préparation : 15 minutes
- Temps de cuisson : 15 minutes
- Portions : 2 (environ 6 crêpes)

Ingrédients:
- 1 tasse de farine d'épeautre
- 1 cuillère à soupe de levure chimique
- 1/4 cuillère à café de sel
- 1 oeuf
- 1 tasse de lait d'amande
- 2 cuillères à soupe d'huile de coco fondue
- 2 pommes pelées, épépinées et tranchées
- 1 cuillère à soupe de jus de citron
- 2 cuillères à soupe de miel ou de sirop d'érable
- 1/2 cuillère à café de cannelle moulue
- Miel supplémentaire ou sirop d'érable, pour servir

Méthode de préparation:
1. Dans un bol, mélanger la farine d'épeautre, la levure chimique et le sel.
2. Dans un autre bol, fouetter l'œuf, le lait d'amande et l'huile de coco fondue jusqu'à ce que le tout soit bien mélangé.
3. Versez les ingrédients humides dans les ingrédients secs et mélangez jusqu'à consistance lisse.
4. Chauffer une poêle ou une plaque antiadhésive à feu moyen et graisser légèrement avec de l'huile ou un enduit à cuisson.
5. Versez 1/4 tasse de pâte dans la poêle pour chaque crêpe. Cuire jusqu'à ce que des bulles se forment à la surface, puis retourner et cuire jusqu'à ce qu'ils soient dorés des deux côtés.
6. Dans une autre poêle, faites chauffer les tranches de pommes avec le jus de citron, le miel ou le sirop d'érable et la cannelle moulue. Cuire jusqu'à ce que les pommes soient tendres et caramélisées.
7. Servir les crêpes garnies de pommes sautées et d'un filet de miel ou de sirop d'érable.

Valeurs nutritionnelles (par portion) :
- Calories : 380
- Protéine : 8g
- Matière grasse : 10g
- Glucides : 68g
- Fibres : 9g
- Sucre : 30g
- Fer : 2 mg
- Sodium : 760 mg
- Potassium : 480 mg
- Cholestérol : 80mg
- Calcium : 170 mg

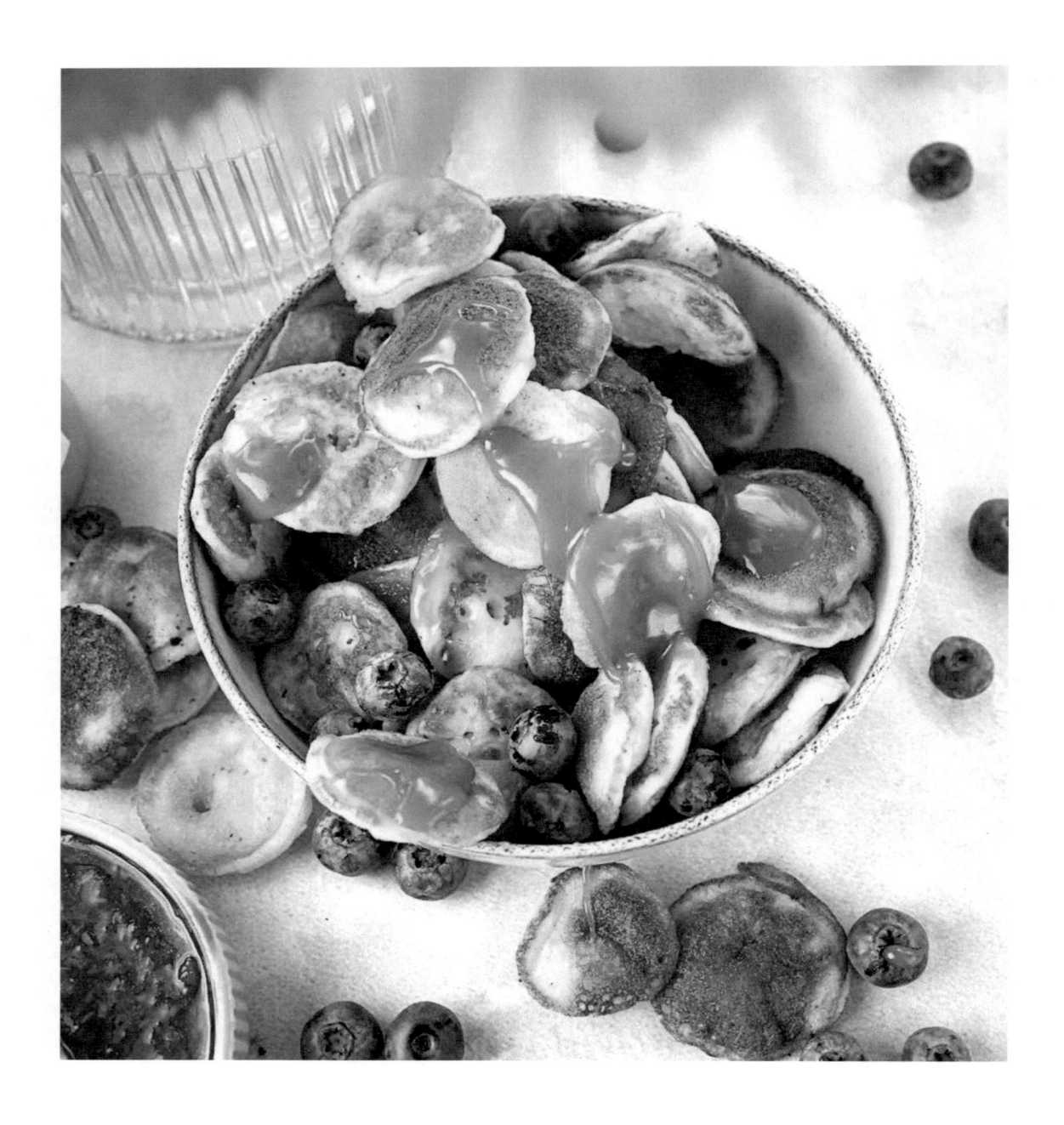

Chapitre 5 : Recettes de déjeuner saines

I. Plats maigres à base de protéines :

16. Poitrine de poulet grillée aux herbes citronnées, au quinoa et aux légumes rôtis

- Temps de préparation : 15 minutes
- Temps de cuisson : 25 minutes
- Portions : 2

Ingrédients:
- 2 poitrines de poulet désossées et sans peau
- 2 cuillères à soupe d'huile d'olive
- 1 citron, jus et zesté
- 2 gousses d'ail, hachées
- 1 cuillère à café de thym séché
- 1 cuillère à café de romarin séché
- Sel et poivre au goût
- 1 tasse de quinoa, cuit
- Assortiment de légumes (comme des poivrons, des courgettes et des carottes), hachés
- Persil frais haché pour la garniture

Méthode de préparation:
1. Dans un bol, mélanger l'huile d'olive, le jus et le zeste de citron, l'ail émincé, le thym séché, le romarin séché, le sel et le poivre. Bien mélanger.
2. Disposez les poitrines de poulet dans un plat peu profond et versez dessus la marinade. Assurez-vous que le poulet est uniformément enrobé. Laisser mariner au moins 30 minutes au réfrigérateur.
3. Préchauffer le gril à feu moyen-vif. Griller les poitrines de poulet pendant environ 6 à 7 minutes de chaque côté, ou jusqu'à ce qu'elles soient bien cuites et qu'elles ne soient plus roses au centre.
4. Pendant que le poulet grille, préchauffer le four à 400 °F (200 °C). Disposez les légumes hachés sur une plaque à pâtisserie, arrosez d'huile d'olive et assaisonnez de sel et de poivre. Rôtir au four pendant 15 à 20 minutes ou jusqu'à ce qu'ils soient tendres et légèrement dorés.
5. Servir la poitrine de poulet grillée au citron et aux herbes avec du quinoa cuit et des légumes rôtis. Garnir de persil frais avant de servir.

Valeurs nutritionnelles (par portion) :
- Calories : 450
- Protéine : 40g

- Matière grasse : 17g
- Glucides : 35g
- Fibres : 6g
- Sucre : 4g
- Fer : 3 mg
- Sodium : 120 mg
- Potassium : 730 mg
- Cholestérol : 95 mg
- Calcium : 90 mg

17. Filet de saumon au four avec asperges cuites à la vapeur et riz brun

- Temps de préparation : 10 minutes
- Temps de cuisson : 20 minutes
- Portions : 2

Ingrédients:
- 2 filets de saumon
- 1 cuillère à soupe d'huile d'olive
- 1 citron, tranché
- Sel et poivre au goût
- 1 botte d'asperges, parées
- 1 tasse de riz brun, cuit
- Aneth frais, pour la garniture

Méthode de préparation:
1. Préchauffer le four à 375°F (190°C). Tapisser une plaque à pâtisserie de papier sulfurisé.
2. Placer les filets de saumon sur la plaque à pâtisserie préparée. Arroser d'huile d'olive et assaisonner de sel et de poivre. Placer des tranches de citron sur le saumon.
3. Cuire au four préchauffé pendant 15 à 20 minutes ou jusqu'à ce que le saumon soit bien cuit et se défasse facilement à la fourchette.
4. Pendant que le saumon cuit, faites cuire les asperges à la vapeur jusqu'à ce qu'elles soient tendres, environ 5 à 7 minutes.
5. Servir le filet de saumon cuit au four avec des asperges cuites à la vapeur et du riz brun cuit. Garnir d'aneth frais avant de servir.

Valeurs nutritionnelles (par portion) :
- Calories : 420
- Protéine : 30g
- Matière grasse : 18g
- Glucides : 30g
- Fibres : 5g

- Sucre : 2g
- Fer : 2 mg
- Sodium : 80 mg
- Potassium : 900 mg
- Cholestérol : 80mg
- Calcium : 70 mg

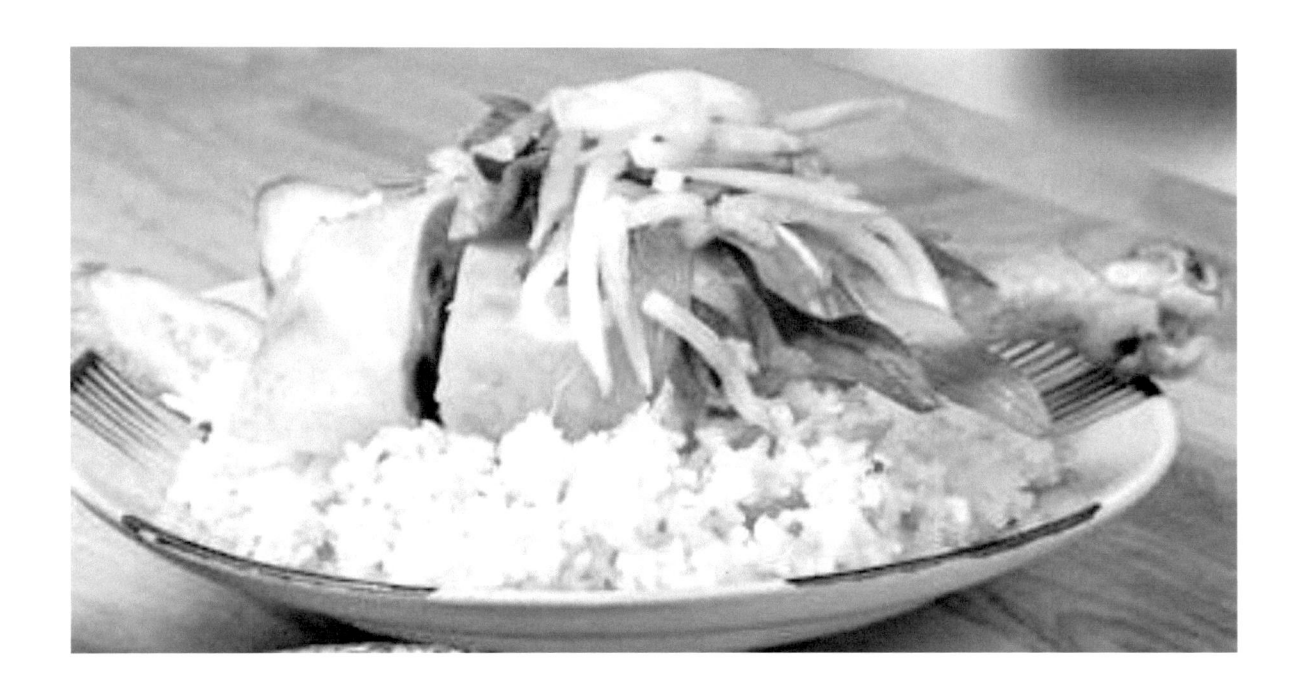

18.Wrap à la dinde et à l'avocat avec mesclun et houmous

- Temps de préparation : 10 minutes
- Temps de cuisson : N/A
- Portions : 2

Ingrédients:
- 2 gros roulés ou tortillas à grains entiers
- 1/2 lb de poitrine de dinde tranchée
- 1 avocat mûr, tranché
- 1 tasse de légumes verts mélangés (comme de la laitue, des épinards et de la roquette)
- 4 cuillères à soupe de houmous

Méthode de préparation:
1. Disposez les wraps ou les tortillas sur une surface propre.
2. Étalez 2 cuillères à soupe de houmous sur chaque wrap.
3. Répartissez uniformément les tranches de dinde, l'avocat et le mélange de légumes verts entre les wraps.

4. Enroulez fermement les wraps en repliant les côtés au fur et à mesure.
5. Coupez chaque wrap en deux en diagonale avant de servir.

Valeurs nutritionnelles (par portion) :
- Calories : 380
- Protéine : 25g
- Matière grasse : 15g
- Glucides : 40g
- Fibres : 10g
- Sucre : 2g
- Fer : 2 mg
- Sodium : 680 mg
- Potassium : 780 mg
- Cholestérol : 50mg
- Calcium : 70 mg

19. Sauté de tofu avec poivrons, pois mange-tout et riz brun

- Temps de préparation : 15 minutes
- Temps de cuisson : 20 minutes
- Portions : 2

Ingrédients:
- 1 bloc de tofu ferme, pressé et coupé en cubes
- 2 cuillères à soupe de sauce soja
- 1 cuillère à soupe d'huile de sésame
- 1 cuillère à soupe de vinaigre de riz
- 1 cuillère à café de gingembre frais, émincé
- 2 gousses d'ail, hachées
- 1 poivron, tranché finement
- 1 tasse de pois mange-tout
- 2 tasses de riz brun cuit
- Graines de sésame, pour la garniture
- Oignons verts, tranchés, pour la garniture

Méthode de préparation:
1. Dans un petit bol, fouetter ensemble la sauce soja, l'huile de sésame, le vinaigre de riz, le gingembre émincé et l'ail émincé pour faire la marinade.
2. Placez les cubes de tofu dans un plat peu profond et versez dessus la marinade. Remuer délicatement pour enrober uniformément le tofu. Laissez mariner environ 10 à 15 minutes.
3. Faites chauffer une grande poêle ou un wok à feu moyen-vif. Ajouter le tofu mariné et cuire jusqu'à ce qu'il soit doré et légèrement croustillant, environ 5 à 7 minutes.

4. Ajoutez les tranches de poivron et les pois mange-tout dans la poêle et faites sauter pendant 3 à 4 minutes supplémentaires, ou jusqu'à ce que les légumes soient tendres et croquants.
5. Servir le sauté de tofu sur du riz brun cuit, garni de graines de sésame et d'oignons verts tranchés.

Valeurs nutritionnelles (par portion) :
- Calories : 380
- Protéine : 20g
- Matière grasse : 12g
- Glucides : 50g
- Fibres : 8g
- Sucre : 5g
- Fer : 4 mg
- Sodium : 680 mg
- Potassium : 750 mg
- Cholestérol : 0 mg
- Calcium : 150 mg

20. Soupe de lentilles et légumes avec salade de poulet grillé

- Temps de préparation : 15 minutes
- Temps de cuisson : 30 minutes
- Portions : 2

Ingrédients pour la soupe aux lentilles et légumes :
- 1 cuillère à soupe d'huile d'olive
- 1 oignon, coupé en dés
- 2 carottes, coupées en dés
- 2 branches de céleri, coupées en dés
- 2 gousses d'ail, hachées
- 1 tasse de lentilles séchées, rincées et égouttées
- 4 tasses de bouillon de légumes
- 1 cuillère à café de thym séché
- Sel et poivre au goût
- Persil frais haché pour la garniture

Ingrédients pour la salade de poulet grillé :
- 2 poitrines de poulet désossées et sans peau
- 1 cuillère à soupe d'huile d'olive
- Sel et poivre au goût
- Mélange de salades vertes
- Tomates cerises, coupées en deux
- Concombre, tranché

- Vinaigrette balsamique, pour assaisonner

Méthode de préparation :
1. Dans une grande casserole, faire chauffer l'huile d'olive à feu moyen. Ajoutez l'oignon coupé en dés, les carottes et le céleri. Cuire jusqu'à ce que les légumes soient ramollis, environ 5 à 7 minutes.
2. Ajouter l'ail émincé et cuire encore 1 minute.
3. Ajoutez les lentilles rincées, le bouillon de légumes, le thym séché, le sel et le poivre dans la casserole. Porter à ébullition, puis réduire le feu et laisser mijoter environ 20 à 25 minutes ou jusqu'à ce que les lentilles soient tendres.
4. Pendant que la soupe mijote, préchauffez un gril ou une poêle à feu moyen-vif. Assaisonner les poitrines de poulet avec de l'huile d'olive, du sel et du poivre. Griller pendant 6 à 7 minutes de chaque côté ou jusqu'à ce qu'ils soient bien cuits.
5. Dans un grand saladier, mélanger le mélange de verdure, les tomates cerises et le concombre. Tranchez le poulet grillé et disposez-le sur la salade.
6. Servir la soupe de lentilles et de légumes avec la salade de poulet grillé. Garnir la soupe de persil frais haché avant de servir.

Valeurs nutritionnelles (par portion de soupe aux lentilles et légumes) :
- Calories : 320
- Protéine : 18g
- Matière grasse : 6g
- Glucides : 50g
- Fibres : 18g
- Sucre : 7g
- Fer : 5mg
- Sodium : 960 mg
- Potassium : 1180 mg
- Cholestérol : 0 mg
- Calcium : 100 mg

Valeurs nutritionnelles (par portion de salade de poulet grillé) :
- Calories : 280
- Protéine : 30g
- Matière grasse : 10g
- Glucides : 15g
- Fibres : 5g
- Sucre : 5g
- Fer : 2 mg
- Sodium : 100 mg
- Potassium : 620 mg
- Cholestérol : 70 mg
- Calcium : 70 mg

II.Repas à base de plantes riches en antioxydants

21.Salade de quinoa aux légumes rôtis avec vinaigrette citron-tahini

Temps de préparation : 15 minutes
Temps de cuisson : 30 minutes
Portions : 2
Ingrédients:
- 1 tasse de quinoa, rincé
- 2 tasses d'eau ou de bouillon de légumes
- 1 petite patate douce, pelée et coupée en cubes
- 1 poivron rouge épépiné et haché
- 1 courgette, tranchée
- 1 tasse de tomates cerises, coupées en deux
- 1 cuillère à soupe d'huile d'olive
- Sel et poivre au goût
- 1/4 tasse de tahin
- 2 cuillères à soupe de jus de citron
- 1 cuillère à soupe de sirop d'érable ou de miel
- 1 gousse d'ail, hachée
- 2 cuillères à soupe d'eau
- Persil frais ou coriandre hachée pour la garniture
- Graines de sésame, pour la garniture (facultatif)

Méthode de préparation:
1. Préchauffer le four à 400°F (200°C).
2. Dans une casserole, mélanger le quinoa et l'eau ou le bouillon de légumes. Porter à ébullition, puis réduire le feu à doux, couvrir et laisser mijoter pendant 15 à 20 minutes, ou jusqu'à ce que le quinoa soit cuit et que le liquide soit absorbé. Retirer du feu et laisser reposer, couvert, pendant 5 minutes. Remuer le quinoa avec une fourchette et réserver.
3. Pendant que le quinoa cuit, étalez les cubes de patate douce, le poivron rouge haché, les tranches de courgette et les tomates cerises coupées en deux sur une plaque à pâtisserie. Arroser d'huile d'olive et assaisonner de sel et de poivre. Remuer pour enrober uniformément.
4. Rôtir les légumes au four préchauffé pendant 20 à 25 minutes ou jusqu'à ce qu'ils soient tendres et légèrement caramélisés.
5. Dans un petit bol, fouetter ensemble le tahini, le jus de citron, le sirop d'érable ou le miel, l'ail émincé et l'eau jusqu'à consistance lisse et crémeuse. Ajoutez plus d'eau si nécessaire pour atteindre la consistance souhaitée.

6. Dans un grand bol, mélanger le quinoa cuit et les légumes rôtis. Arroser de vinaigrette citron-tahini et mélanger délicatement pour bien enrober.
7. Servir la salade garnie de persil frais haché ou de coriandre et de graines de sésame si désiré.

Valeurs nutritionnelles (par portion) :
- Calories : 380
- Protéine : 12g
- Matière grasse : 18g
- Glucides : 48g
- Fibres : 7g
- Sucre : 9g
- Fer : 3 mg
- Sodium : 40 mg
- Potassium : 820 mg
- Cholestérol : 0 mg
- Calcium : 120 mg

22. Curry de pois chiches et épinards avec riz brun

- Temps de préparation : 10 minutes
- Temps de cuisson : 25 minutes
- Portions : 2

Ingrédients:
- 1 cuillère à soupe d'huile d'olive
- 1 oignon, haché
- 2 gousses d'ail, hachées
- 1 cuillère à soupe de curry en poudre
- 1 boîte (15 oz) de pois chiches, égouttés et rincés
- 1 boîte (14 oz) de tomates en dés
- 2 tasses de feuilles d'épinards frais
- 1/2 tasse de lait de coco
- Sel et poivre au goût
- Riz brun cuit, pour servir
- Coriandre fraîche, hachée, pour la garniture

Méthode de préparation:
1. Chauffer l'huile d'olive dans une grande poêle à feu moyen. Ajouter l'oignon et l'ail hachés, faire revenir jusqu'à ce qu'ils soient ramollis, environ 3-4 minutes.
2. Incorporer la poudre de curry et cuire encore une minute jusqu'à ce qu'elle soit parfumée.
3. Ajouter les pois chiches, les tomates en dés (avec jus) et le lait de coco. Laisser mijoter 10 à 15 minutes jusqu'à ce que la sauce épaississe légèrement.

4. Ajouter les feuilles d'épinards et cuire jusqu'à ce qu'elles soient fanées, environ 2-3 minutes.
5. Assaisonnez avec du sel et du poivre selon votre goût.
6. Servir le curry de pois chiches et d'épinards sur du riz brun cuit.
7. Garnir de coriandre fraîche avant de servir.

Valeurs nutritionnelles (par portion) :
- Calories : 420
- Protéine : 15g
- Matière grasse : 15g
- Glucides : 60g
- Fibres : 15g
- Sucre : 10g
- Fer : 6 mg
- Sodium : 680 mg
- Potassium : 1180 mg
- Cholestérol : 0 mg
- Calcium : 220 mg

23. Poivrons farcis à la méditerranéenne avec quinoa et fromage feta

- Temps de préparation : 15 minutes
- Temps de cuisson : 30 minutes
- Portions : 2

Ingrédients:
- 2 gros poivrons, coupés en deux et épépinés
- 1 tasse de quinoa cuit
- 1/2 tasse de fromage feta émietté
- 1/4 tasse d'olives Kalamata, hachées
- 1/4 tasse de tomates séchées au soleil, hachées
- 2 cuillères à soupe de persil frais haché
- 1 cuillère à soupe d'huile d'olive
- Sel et poivre au goût

Méthode de préparation:
1. Préchauffer le four à 375°F (190°C). Placez les poivrons coupés en deux sur une plaque à pâtisserie.
2. Dans un bol à mélanger, mélanger le quinoa cuit, le fromage feta émietté, les olives Kalamata hachées, les tomates séchées hachées, le persil haché, l'huile d'olive, le sel et le poivre. Bien mélanger.
3. Farcir le mélange de quinoa dans les moitiés de poivron.

4. Cuire au four préchauffé pendant 25 à 30 minutes ou jusqu'à ce que les poivrons soient tendres.
5. Servir les poivrons farcis méditerranéens chauds.

Valeurs nutritionnelles (par portion) :
- Calories : 340
- Protéine : 12g
- Matière grasse : 14g
- Glucides : 40g
- Fibres : 8g
- Sucre : 10g
- Fer : 3 mg
- Sodium : 680 mg
- Potassium : 1020 mg
- Cholestérol : 20mg
- Calcium : 220 mg

24. Tacos aux haricots noirs et patates douces avec avocat et salsa verde

- Temps de préparation : 15 minutes
- Temps de cuisson : 25 minutes
- Portions : 2 (4 tacos chacune)

Ingrédients:
- 1 cuillère à soupe d'huile d'olive
- 1 petite patate douce, pelée et coupée en dés
- 1 boîte (15 oz) de haricots noirs, égouttés et rincés
- 1 cuillère à café de cumin moulu
- 1/2 cuillère à café de poudre de chili
- Sel et poivre au goût
- 8 petites tortillas de maïs
- 1 avocat mûr, tranché
- Salsa verde, pour servir
- Coriandre fraîche, hachée, pour la garniture

Méthode de préparation:
1. Chauffer l'huile d'olive dans une poêle à feu moyen. Ajouter les patates douces coupées en dés et cuire jusqu'à ce qu'elles soient tendres, environ 10 à 12 minutes.
2. Ajoutez les haricots noirs, le cumin moulu, la poudre de chili, le sel et le poivre dans la poêle. Cuire encore 3 à 4 minutes jusqu'à ce que le tout soit bien chaud.
3. Réchauffez les tortillas de maïs dans une poêle séparée ou au micro-ondes.
4. Remplissez chaque tortilla du mélange de haricots noirs et de patates douces.

5. Garnir de tranches d'avocat, de salsa verde et de coriandre fraîche hachée.
6. Servir immédiatement les tacos aux haricots noirs et aux patates douces.

Valeurs nutritionnelles (par portion) :
- Calories : 380
- Protéine : 12g
- Matière grasse : 14g
- Glucides : 55g
- Fibres : 15g
- Sucre : 5g
- Fer : 4 mg
- Sodium : 480 mg
- Potassium : 1080 mg
- Cholestérol : 0 mg
- Calcium : 120 mg

25. Salade de chou-fleur rôti et de lentilles avec vinaigrette curcuma-tahini

- Temps de préparation : 15 minutes
- Temps de cuisson : 25 minutes
- Portions : 2

Ingrédients:
- 1 petite tête de chou-fleur, coupée en bouquets
- 1 boîte (15 oz) de lentilles, égouttées et rincées
- 2 cuillères à soupe d'huile d'olive
- 1 cuillère à café de curcuma moulu
- Sel et poivre au goût
- 2 tasses de salade verte mélangée
- 2 cuillères à soupe de tahin
- 1 cuillère à soupe de jus de citron
- 1 cuillère à soupe d'eau
- 1 gousse d'ail, hachée
- 1 cuillère à café de miel ou de sirop d'érable

Méthode de préparation:
1. Préchauffer le four à 400°F (200°C). Placer les fleurons de chou-fleur sur une plaque à pâtisserie. Arrosez d'huile d'olive, saupoudrez de curcuma moulu, de sel et de poivre. Remuer pour enrober uniformément.
2. Rôtir au four préchauffé pendant 20 à 25 minutes ou jusqu'à ce que le chou-fleur soit tendre et doré.

3. Dans un petit bol, fouetter ensemble le tahini, le jus de citron, l'eau, l'ail émincé et le miel ou le sirop d'érable jusqu'à consistance lisse et crémeuse. Ajoutez plus d'eau si nécessaire pour atteindre la consistance désirée.
4. Dans un grand saladier, mélanger le chou-fleur rôti, les lentilles et le mélange de salades vertes. Arroser de vinaigrette curcuma-tahini et mélanger délicatement pour bien enrober.
5. Servir immédiatement la salade de chou-fleur rôti et de lentilles.

Valeurs nutritionnelles (par portion) :
- Calories : 380
- Protéine : 18g
- Matière grasse : 18g
- Glucides : 45g
- Fibres : 18g
- Sucre : 6g
- Fer : 5mg
- Sodium : 600 mg
- Potassium : 1280 mg
- Cholestérol : 0 mg
- Calcium : 120 mg

III. Bols de céréales et de légumes sains

26. Buddha Bowl avec riz brun, légumes rôtis et pois chiches

- Temps de préparation : 15 minutes
- Temps de cuisson : 30 minutes
- Portions : 2

Ingrédients:
- 1 tasse de riz brun cuit
- 1 tasse de pois chiches, égouttés et rincés
- 2 tasses de légumes mélangés (comme le chou-fleur, le brocoli et les carottes), hachés
- 2 cuillères à soupe d'huile d'olive
- 1 cuillère à café de paprika fumé
- 1/2 cuillère à café de poudre d'ail
- Sel et poivre au goût
- 2 tasses de salade verte mélangée
- 1/4 tasse de tahin
- 2 cuillères à soupe de jus de citron
- 1 cuillère à soupe d'eau
- Persil frais haché pour la garniture

Méthode de préparation:

1. Préchauffer le four à 400°F (200°C). Placer le mélange de légumes hachés sur une plaque à pâtisserie. Arroser d'huile d'olive, de paprika fumé, de poudre d'ail, de sel et de poivre. Remuer pour enrober uniformément.
2. Rôtir au four préchauffé pendant 20 à 25 minutes ou jusqu'à ce que les légumes soient tendres et légèrement caramélisés.
3. Pendant que les légumes rôtissent, préparez la vinaigrette au tahini. Dans un petit bol, fouetter ensemble le tahini, le jus de citron et l'eau jusqu'à consistance lisse et crémeuse. Ajoutez plus d'eau si nécessaire pour atteindre la consistance souhaitée.
4. Pour assembler les bols Bouddha, répartissez le riz brun cuit, les légumes rôtis, les pois chiches et le mélange de salades vertes entre deux bols.
5. Arroser de vinaigrette au tahini et garnir de persil frais haché avant de servir.

Valeurs nutritionnelles (par portion) :
- Calories : 450
- Protéine : 15g
- Matière grasse : 20g
- Glucides : 55g
- Fibres : 12g
- Sucre : 5g
- Fer : 4 mg
- Sodium : 300mg
- Potassium : 820 mg
- Cholestérol : 0 mg
- Calcium : 130 mg

27. Bol de céréales méditerranéennes avec farro, aubergines rôties et houmous :

- Temps de préparation : 15 minutes
- Temps de cuisson : 25 minutes
- Portions : 2

Ingrédients :
- 1 tasse de farro cuit
- 1 petite aubergine, coupée en dés
- 2 cuillères à soupe d'huile d'olive
- 1 cuillère à café d'origan séché
- Sel et poivre au goût
- 1/2 tasse de tomates cerises, coupées en deux
- 1/4 tasse d'olives Kalamata, dénoyautées et hachées
- 1/4 tasse de fromage feta émietté
- 1/2 tasse de houmous

- Persil frais haché pour la garniture

Méthode de préparation:
1. Préchauffer le four à 400°F (200°C). Placer les aubergines coupées en dés sur une plaque à pâtisserie. Arroser d'huile d'olive, d'origan séché, de sel et de poivre. Remuer pour enrober uniformément.
2. Rôtir au four préchauffé pendant 20 à 25 minutes ou jusqu'à ce que l'aubergine soit tendre et légèrement dorée.
3. Pour assembler les bols de céréales méditerranéennes, répartissez le farro cuit, les aubergines rôties, les tomates cerises, les olives Kalamata et le fromage feta émietté entre deux bols.
4. Garnir chaque bol d'une cuillerée de houmous et garnir de persil frais haché avant de servir.

Valeurs nutritionnelles (par portion) :
- Calories : 420
- Protéine : 12g
- Matière grasse : 20g
- Glucides : 50g
- Fibres : 10g
- Sucre : 5g
- Fer : 3 mg
- Sodium : 450mg
- Potassium : 660 mg
- Cholestérol : 15 mg
- Calcium : 120 mg

28. Bol de quinoa du sud-ouest avec haricots noirs, maïs et avocat

- Temps de préparation : 15 minutes
- Temps de cuisson : 20 minutes
- Portions : 2

Ingrédients:
- 1 tasse de quinoa cuit
- 1 boîte (15 oz) de haricots noirs, égouttés et rincés
- 1 tasse de grains de maïs (frais, surgelés ou en conserve)
- 1 avocat mûr, tranché
- 1/4 tasse d'oignon rouge coupé en dés
- 1/4 tasse de coriandre fraîche hachée
- 1 citron vert, jus
- Sel et poivre au goût

- Sauce piquante, pour servir (facultatif)

Méthode de préparation:
1. Dans un grand bol, mélanger le quinoa cuit, les haricots noirs, les grains de maïs, l'oignon rouge coupé en dés, la coriandre hachée et le jus de citron vert. Mélanger pour combiner.
2. Assaisonnez avec du sel et du poivre selon votre goût.
3. Pour assembler les bols de quinoa du Sud-Ouest, répartissez le mélange de quinoa entre deux bols.
4. Garnir chaque bol de tranches d'avocat et d'un filet de sauce piquante, si désiré.
5. Servir immédiatement les bols de quinoa du Sud-Ouest.

Valeurs nutritionnelles (par portion) :
- Calories : 380
- Protéine : 12g
- Matière grasse : 15g
- Glucides : 55g
- Fibres : 15g
- Sucre : 6g
- Fer : 3 mg
- Sodium : 280 mg
- Potassium : 980 mg
- Cholestérol : 0 mg
- Calcium : 70 mg

29. Bol de tofu teriyaki avec riz brun, brocoli et graines de sésame

- Temps de préparation : 15 minutes
- Temps de cuisson : 25 minutes
- Portions : 2

Ingrédients:
- 1 bloc de tofu ferme, pressé et coupé en cubes
- 1/4 tasse de sauce teriyaki
- 1 cuillère à soupe de sauce soja
- 1 cuillère à soupe de vinaigre de riz
- 1 cuillère à soupe de miel ou de sirop d'érable
- 1 cuillère à soupe d'huile de sésame
- 1 tasse de riz brun cuit
- 2 tasses de fleurons de brocoli
- 1 cuillère à soupe d'huile d'olive
- Sel et poivre au goût
- Graines de sésame, pour la garniture

- Oignons verts, tranchés, pour la garniture

Méthode de préparation:
1. Dans un bol, mélanger la sauce teriyaki, la sauce soja, le vinaigre de riz, le miel ou le sirop d'érable et l'huile de sésame. Bien mélanger.
2. Placez les cubes de tofu dans un plat peu profond et versez dessus la marinade teriyaki. Laissez mariner environ 10 à 15 minutes.
3. Chauffer l'huile d'olive dans une poêle à feu moyen. Ajouter les cubes de tofu marinés et cuire jusqu'à ce qu'ils soient dorés et croustillants de tous les côtés, environ 5 à 7 minutes. Retirez le tofu de la poêle et réservez.
4. Dans la même poêle, ajoutez les fleurons de brocoli. Assaisonner de sel et de poivre et cuire jusqu'à ce qu'ils soient tendres et croustillants, environ 4 à 5 minutes.
5. Pour assembler les bols de tofu teriyaki, répartissez le riz brun cuit, le brocoli sauté et le tofu entre deux bols.
6. Garnir de graines de sésame et d'oignons verts tranchés avant de servir.

Valeurs nutritionnelles (par portion) :
- Calories : 420
- Protéine : 20g
- Matière grasse : 18g
- Glucides : 50g
- Fibres : 8g
- Sucre : 10g
- Fer : 4 mg
- Sodium : 780 mg
- Potassium : 920 mg
- Cholestérol : 0 mg
- Calcium : 130 mg

30. Bol de couscous grec avec concombre, tomate et fromage feta

- Temps de préparation : 15 minutes
- Temps de cuisson : 10 minutes
- Portions : 2

Ingrédients:
- 1 tasse de couscous
- 1 1/4 tasse de bouillon de légumes
- 1 concombre, coupé en dés
- 1 tasse de tomates cerises, coupées en deux
- 1/4 tasse d'olives Kalamata, dénoyautées et coupées en deux
- 1/4 tasse de fromage feta émietté

- 2 cuillères à soupe de persil frais haché
- 2 cuillères à soupe d'huile d'olive
- 1 cuillère à soupe de jus de citron
- Sel et poivre au goût

Méthode de préparation:

1. Dans une casserole, porter à ébullition le bouillon de légumes. Incorporer le couscous, couvrir et retirer du feu. Laissez reposer 5 minutes, puis mélangez à la fourchette.
2. Dans un grand bol, mélanger le couscous cuit, les dés de concombre, les tomates cerises coupées en deux, les olives Kalamata coupées en deux, le fromage feta émietté et le persil frais haché.
3. Dans un petit bol, mélanger l'huile d'olive, le jus de citron, le sel et le poivre. Verser la vinaigrette sur le mélange de couscous et mélanger.
4. Pour servir, répartissez la salade de couscous grec dans deux bols.

Valeurs nutritionnelles (par portion) :

- Calories : 380
- Protéine : 10g
- Matière grasse : 12g
- Glucides : 55g
- Fibres : 6g
- Sucre : 5g
- Fer : 3 mg
- Sodium : 680 mg
- Potassium : 520 mg
- Cholestérol : 15 mg
- Calcium : 120 mg

Chapitre 6 : NourrirRecettes de dîner

I. Plats maigres à base de protéines :

31. Saumon grillé avec quinoa et brocoli cuit à la vapeur

- Temps de préparation : 10 minutes
- Temps de cuisson : 15 minutes
- Portions : 2

Ingrédients:
- 2 filets de saumon
- 1 cuillère à soupe d'huile d'olive
- Sel et poivre au goût
- 1 tasse de quinoa cuit
- 2 tasses de fleurons de brocoli
- Quartiers de citron, pour servir

Méthode de préparation:
1. Préchauffer le gril à feu moyen-vif.
2. Badigeonner les filets de saumon d'huile d'olive et assaisonner de sel et de poivre.
3. Griller les filets de saumon pendant 4 à 5 minutes de chaque côté ou jusqu'à ce qu'ils soient bien cuits et feuilletés.
4. Pendant que le saumon grille, faites cuire les fleurons de brocoli à la vapeur jusqu'à ce qu'ils soient tendres et croustillants, environ 5 minutes.
5. Pour servir, répartir le quinoa cuit, les filets de saumon grillés et le brocoli cuit à la vapeur entre deux assiettes.
6. Servir avec des quartiers de citron en accompagnement.

Valeurs nutritionnelles (par portion) :
- Calories : 420
- Protéine : 30g
- Matière grasse : 18g
- Glucides : 30g
- Fibres : 6g
- Sucre : 2g
- Fer : 3 mg
- Sodium : 100 mg
- Potassium : 900 mg
- Cholestérol : 70 mg
- Calcium : 70 mg

32.Sauté de dinde avec riz brun

- Temps de préparation : 15 minutes
- Temps de cuisson : 20 minutes
- Portions : 2

Ingrédients:
- 1 cuillère à soupe d'huile d'olive
- 1/2 lb de dinde hachée
- 1 poivron, tranché
- 1 tasse de pois mange-tout
- 1 carotte, en julienne
- 2 gousses d'ail, hachées
- 2 tasses de riz brun cuit
- 2 cuillères à soupe de sauce soja
- 1 cuillère à soupe de vinaigre de riz
- 1 cuillère à café d'huile de sésame
- Graines de sésame, pour la garniture
- Oignons verts, tranchés, pour la garniture

Méthode de préparation:
1. Faites chauffer l'huile d'olive dans une grande poêle ou un wok à feu moyen-vif.
2. Ajouter la dinde hachée et cuire jusqu'à ce qu'elle soit dorée, en la brisant avec une cuillère.
3. Ajouter le poivron tranché, les pois mange-tout, la carotte en julienne et l'ail émincé dans la poêle. Faire sauter pendant 3 à 4 minutes ou jusqu'à ce que les légumes soient tendres et croquants.
4. Incorporer le riz brun cuit, la sauce soja, le vinaigre de riz et l'huile de sésame. Cuire encore 2 à 3 minutes en remuant fréquemment.
5. Pour servir, répartir le sauté de dinde avec le riz brun entre deux assiettes.
6. Garnir de graines de sésame et d'oignons verts tranchés avant de servir.

Valeurs nutritionnelles (par portion) :
- Calories : 380
- Protéine : 25g
- Matière grasse : 12g
- Glucides : 40g
- Fibres : 6g
- Sucre : 5g
- Fer : 3 mg
- Sodium : 680 mg
- Potassium : 720 mg
- Cholestérol : 60mg
- Calcium : 70 mg

33. Poitrine de poulet au four avec purée de patates douces

- Temps de préparation : 10 minutes
- Temps de cuisson : 30 minutes
- Portions : 2

Ingrédients:
- 2 poitrines de poulet désossées et sans peau
- 1 cuillère à soupe d'huile d'olive
- Sel et poivre au goût
- 2 patates douces moyennes, pelées et coupées en dés
- 2 cuillères à soupe de beurre non salé
- 1/4 tasse de lait (ou alternative sans produits laitiers)
- 1 cuillère à soupe de sirop d'érable
- 1/2 cuillère à café de cannelle moulue
- Persil frais haché pour la garniture

Méthode de préparation:
1. Préchauffer le four à 400°F (200°C).
2. Placer les poitrines de poulet sur une plaque à pâtisserie. Frotter avec de l'huile d'olive et assaisonner de sel et de poivre.
3. Cuire les poitrines de poulet au four préchauffé pendant 20 à 25 minutes, ou jusqu'à ce qu'elles soient bien cuites et qu'elles ne soient plus roses au centre.
4. Pendant que le poulet cuit, placez les patates douces coupées en dés dans une casserole d'eau. Porter à ébullition et cuire jusqu'à tendreté, environ 15 minutes. Vidange.
5. Écrasez les patates douces cuites avec du beurre non salé, du lait, du sirop d'érable et de la cannelle moulue jusqu'à obtenir une consistance lisse et crémeuse.
6. Pour servir, répartir les poitrines de poulet cuites au four et la purée de patates douces entre deux assiettes.
7. Garnir de persil frais haché avant de servir.

Valeurs nutritionnelles (par portion) :
- Calories : 420
- Protéine : 30g
- Matière grasse : 14g
- Glucides : 40g
- Fibres : 6g
- Sucre : 10g
- Fer : 2 mg
- Sodium : 140 mg
- Potassium : 930 mg
- Cholestérol : 90 mg
- Calcium : 90 mg

34. Soupe de lentilles aux épinards sautés

- Temps de préparation : 10 minutes
- Temps de cuisson : 30 minutes
- Portions : 2

Ingrédients:
- 1 cuillère à soupe d'huile d'olive
- 1 oignon, haché
- 2 carottes, coupées en dés
- 2 branches de céleri, coupées en dés
- 2 gousses d'ail, hachées
- 1 tasse de lentilles vertes séchées, rincées et égouttées
- 4 tasses de bouillon de légumes
- 1 cuillère à café de cumin moulu
- 1/2 cuillère à café de paprika fumé
- Sel et poivre au goût
- 2 tasses de feuilles d'épinards frais
- Quartiers de citron, pour servir

Méthode de préparation:
1. Chauffer l'huile d'olive dans une grande casserole à feu moyen. Ajouter l'oignon haché, les carottes coupées en dés et le céleri coupé en dés. Cuire jusqu'à ce que les légumes soient ramollis, environ 5 à 7 minutes.
2. Ajouter l'ail émincé et cuire encore une minute jusqu'à ce qu'il soit parfumé.
3. Incorporer les lentilles vertes séchées, le bouillon de légumes, le cumin moulu, le paprika fumé, le sel et le poivre. Porter à ébullition, puis réduire le feu et laisser mijoter pendant 20 à 25 minutes ou jusqu'à ce que les lentilles soient tendres.
4. Dans une autre poêle, faites chauffer un peu d'huile d'olive à feu moyen. Ajouter les feuilles d'épinards frais et faire revenir jusqu'à ce qu'elles soient fanées, environ 2-3 minutes.
5. Pour servir, verser la soupe aux lentilles dans des bols et garnir d'épinards sautés.
6. Servir avec des quartiers de citron en accompagnement.

Valeurs nutritionnelles (par portion) :
- Calories : 380
- Protéine : 20g
- Matière grasse : 8g
- Glucides : 60g
- Fibres : 18g
- Sucre : 8g
- Fer : 5mg
- Sodium : 980 mg
- Potassium : 1290 mg

- Cholestérol : 0 mg
- Calcium : 120 mg

35.Curry de tofu et légumes

- Temps de préparation : 15 minutes
- Temps de cuisson : 25 minutes
- Portions : 2

Ingrédients:
- 1 bloc de tofu ferme, coupé en cubes
- 1 cuillère à soupe d'huile d'olive
- 1 oignon, haché
- 2 gousses d'ail, hachées
- 1 cuillère à soupe de curry en poudre
- 1 cuillère à café de curcuma moulu
- 1 boîte (14 oz) de tomates en dés
- 1 tasse de lait de coco
- 2 tasses de légumes mélangés (comme des poivrons, des courgettes et des carottes), hachés
- Sel et poivre au goût
- Riz brun cuit, pour servir
- Coriandre fraîche, hachée, pour la garniture

Méthode de préparation:
1. Faites chauffer l'huile d'olive dans une grande poêle ou une casserole à feu moyen. Ajouter le tofu en cubes et cuire jusqu'à ce qu'il soit doré de tous les côtés. Retirez le tofu de la poêle et réservez.
2. Dans la même poêle, ajoutez l'oignon émincé et l'ail émincé. Faire sauter jusqu'à ce qu'il soit ramolli, environ 3-4 minutes.
3. Incorporer la poudre de curry et le curcuma moulu. Cuire encore une minute jusqu'à ce que ce soit parfumé.
4. Ajouter les tomates en dés (avec jus), le lait de coco, le mélange de légumes hachés et le tofu cuit dans la poêle. Porter à ébullition et cuire 10 à 15 minutes ou jusqu'à ce que les légumes soient tendres.
5. Assaisonnez avec du sel et du poivre selon votre goût.
6. Pour servir, répartir le tofu et le curry de légumes dans deux assiettes. Servir avec du riz brun cuit et garnir de coriandre fraîche hachée.

Valeurs nutritionnelles (par portion) :
- Calories : 420
- Protéine : 20g
- Matière grasse : 24g
- Glucides : 40g

- Fibres : 10g
- Sucre : 10g
- Fer : 5mg
- Sodium : 680 mg
- Potassium : 980 mg
- Cholestérol : 0 mg
- Calcium : 190 mg

II. Repas à base de plantes riches en antioxydants :

36. Curry de pois chiches et épinards

- Temps de préparation : 15 minutes
- Temps de cuisson : 25 minutes
- Portions : 4

Ingrédients:
- 2 cuillères à soupe d'huile d'olive
- 1 oignon, haché
- 2 gousses d'ail, hachées
- 1 cuillère à soupe de curry en poudre
- 1 cuillère à café de cumin moulu
- 1 cuillère à café de coriandre moulue
- 1 boîte (15 oz) de pois chiches, égouttés et rincés
- 1 boîte (14 oz) de tomates en dés
- 2 tasses de feuilles d'épinards frais
- 1/2 tasse de lait de coco
- Sel et poivre au goût
- Riz brun cuit, pour servir
- Coriandre fraîche, hachée, pour la garniture

Méthode de préparation:
1. Chauffer l'huile d'olive dans une grande poêle à feu moyen. Ajouter l'oignon haché et l'ail émincé, faire revenir jusqu'à ce qu'ils ramollissent, environ 3-4 minutes.
2. Incorporer la poudre de curry, le cumin moulu et la coriandre moulue. Cuire encore une minute jusqu'à ce que ce soit parfumé.
3. Ajouter les pois chiches, les tomates en dés (avec jus) et le lait de coco. Laisser mijoter 10 à 15 minutes jusqu'à ce que la sauce épaississe légèrement.
4. Ajouter les feuilles d'épinards et cuire jusqu'à ce qu'elles soient fanées, environ 2-3 minutes.
5. Assaisonnez avec du sel et du poivre selon votre goût.
6. Servir le curry de pois chiches et d'épinards sur du riz brun cuit.

7. Garnir de coriandre fraîche avant de servir.

Valeurs nutritionnelles (par portion) :
- Calories : 320
- Protéine : 10g
- Matière grasse : 15g
- Glucides : 40g
- Fibres : 10g
- Sucre : 10g
- Fer : 4 mg
- Sodium : 680 mg
- Potassium : 880 mg
- Cholestérol : 0 mg
- Calcium : 130 mg

37. Poivrons farcis à la méditerranéenne

- Temps de préparation : 15 minutes
- Temps de cuisson : 30 minutes
- Portions : 4

Ingrédients:
- 4 poivrons, coupés en deux et épépinés
- 1 tasse de quinoa cuit
- 1 tasse de tomates en dés
- 1/2 tasse d'olives Kalamata hachées
- 1/4 tasse de fromage feta émietté
- 2 cuillères à soupe de persil frais haché
- 1 cuillère à soupe d'huile d'olive
- Sel et poivre au goût

Méthode de préparation:
1. Préchauffer le four à 375°F (190°C). Placez les poivrons coupés en deux sur une plaque à pâtisserie.
2. Dans un bol à mélanger, mélanger le quinoa cuit, les tomates en dés, les olives Kalamata hachées, le fromage feta émietté, le persil frais haché, l'huile d'olive, le sel et le poivre. Bien mélanger.
3. Farcir le mélange de quinoa dans les moitiés de poivron.
4. Cuire au four préchauffé pendant 25 à 30 minutes ou jusqu'à ce que les poivrons soient tendres.
5. Servir les poivrons farcis méditerranéens chauds.

Valeurs nutritionnelles (par portion) :
- Calories : 280
- Protéine : 8g

- Matière grasse : 10g
- Glucides : 40g
- Fibres : 8g
- Sucre : 10g
- Fer : 3 mg
- Sodium : 540 mg
- Potassium : 800 mg
- Cholestérol : 10mg
- Calcium : 110 mg

38. Tacos aux haricots noirs et patates douces :

- Temps de préparation : 15 minutes
- Temps de cuisson : 25 minutes
- Portions : 4 (2 tacos chacune)

Ingrédients:
- 1 cuillère à soupe d'huile d'olive
- 1 petite patate douce, pelée et coupée en dés
- 1 boîte (15 oz) de haricots noirs, égouttés et rincés
- 1 cuillère à café de cumin moulu
- 1/2 cuillère à café de poudre de chili
- Sel et poivre au goût
- 8 petites tortillas de maïs
- 1 avocat mûr, tranché
- Salsa verde, pour servir
- Coriandre fraîche, hachée, pour la garniture

Méthode de préparation:
1. Chauffer l'huile d'olive dans une poêle à feu moyen. Ajouter les patates douces coupées en dés et cuire jusqu'à ce qu'elles soient tendres, environ 10 à 12 minutes.
2. Ajoutez les haricots noirs, le cumin moulu, la poudre de chili, le sel et le poivre dans la poêle. Cuire encore 3 à 4 minutes jusqu'à ce que le tout soit bien chaud.
3. Réchauffez les tortillas de maïs dans une poêle séparée ou au micro-ondes.
4. Remplissez chaque tortilla du mélange de haricots noirs et de patates douces.
5. Garnir de tranches d'avocat, de salsa verde et de coriandre fraîche hachée.
6. Servir immédiatement les tacos aux haricots noirs et aux patates douces.

Valeurs nutritionnelles (par portion) :
- Calories : 320
- Protéine : 8g
- Matière grasse : 10g
- Glucides : 50g
- Fibres : 12g

- Sucre : 6g
- Fer : 3 mg
- Sodium : 540 mg
- Potassium : 820 mg
- Cholestérol : 0 mg
- Calcium : 90 mg

39. Sauté de lentilles et légumes

- Temps de préparation : 15 minutes
- Temps de cuisson : 20 minutes
- Portions : 4

Ingrédients:
- 1 tasse de lentilles vertes séchées, rincées et égouttées
- 2 tasses de bouillon de légumes
- 1 cuillère à soupe d'huile d'olive
- 1 oignon, tranché
- 2 carottes, en julienne
- 1 poivron, tranché
- 2 tasses de fleurons de brocoli
- 2 gousses d'ail, hachées
- 2 cuillères à soupe de sauce soja
- 1 cuillère à soupe de vinaigre de riz
- 1 cuillère à café d'huile de sésame
- Riz brun cuit, pour servir
- Graines de sésame, pour la garniture

Méthode de préparation:
1. Dans une casserole, porter à ébullition le bouillon de légumes. Ajouter les lentilles vertes séchées et laisser mijoter pendant 15 à 20 minutes ou jusqu'à ce qu'elles soient tendres. Égoutter tout excès de liquide.
2. Faites chauffer l'huile d'olive dans une grande poêle ou un wok à feu moyen-vif. Ajouter l'oignon émincé, les carottes coupées en julienne et le poivron tranché. Faire sauter pendant 3-4 minutes jusqu'à ce qu'il soit légèrement ramolli.
3. Ajouter les fleurons de brocoli et l'ail émincé dans la poêle. Faire sauter encore 2-3 minutes jusqu'à ce que les légumes soient tendres et croquants.
4. Incorporer les lentilles cuites, la sauce soja, le vinaigre de riz et l'huile de sésame. Cuire encore 2 à 3 minutes en remuant constamment.
5. Servir le sauté de lentilles et de légumes sur du riz brun cuit.
6. Garnir de graines de sésame avant de servir.

Valeurs nutritionnelles (par portion) :

- Calories : 280
- Protéine : 12g
- Matière grasse : 6g
- Glucides : 45g
- Fibres : 12g
- Sucre : 8g
- Fer : 3 mg
- Sodium : 580 mg
- Potassium : 780 mg
- Cholestérol : 0 mg
- Calcium : 90 mg

40.Salade de quinoa aux légumes rôtis

- Temps de préparation : 15 minutes
- Temps de cuisson : 25 minutes
- Portions : 4

Ingrédients:
- 1 tasse de quinoa
- 2 tasses de bouillon de légumes
- 1 poivron, coupé en dés
- 1 courgette, coupée en dés
- 1 carotte, coupée en dés
- 1 oignon rouge, tranché
- 2 cuillères à soupe d'huile d'olive
- 1 cuillère à café d'origan séché
- Sel et poivre au goût
- 1/4 tasse de persil frais haché
- 2 cuillères à soupe de vinaigre balsamique

Méthode de préparation:
1. Préchauffer le four à 400°F (200°C).
2. Dans une casserole, porter à ébullition le bouillon de légumes. Ajouter le quinoa, couvrir et laisser mijoter pendant 15 minutes ou jusqu'à ce que tout le liquide soit absorbé. Retirer du feu et laisser refroidir.
3. Pendant ce temps, étalez les poivrons coupés en dés, les courgettes, les carottes et l'oignon rouge tranché sur une plaque à pâtisserie. Arroser d'huile d'olive, d'origan séché, de sel et de poivre. Remuer pour enrober uniformément.
4. Rôtir au four préchauffé pendant 20 à 25 minutes ou jusqu'à ce que les légumes soient tendres et légèrement caramélisés.
5. Dans un grand bol, mélanger le quinoa cuit, les légumes rôtis, le persil frais haché et le vinaigre balsamique. Mélanger pour combiner.

6. Servir la salade de quinoa tiède ou à température ambiante.

Valeurs nutritionnelles (par portion) :
- Calories : 320
- Protéine : 8g
- Matière grasse : 10g
- Glucides : 50g
- Fibres : 8g
- Sucre : 6g
- Fer : 3 mg
- Sodium : 580 mg
- Potassium : 720 mg
- Cholestérol : 0 mg
- Calcium : 70 mg

III.Bols de céréales et de légumes sains :

41.Buddha Bowl avec riz brun et légumes rôtis

- Temps de préparation : 15 minutes
- Temps de cuisson : 30 minutes
- Portions : 2

Ingrédients:
- 1 tasse de riz brun cuit
- 2 tasses de légumes rôtis mélangés (comme des patates douces, des carottes et des choux de Bruxelles)
- 1 tasse de pois chiches cuits
- 1 avocat, tranché
- 2 cuillères à soupe de tahin
- 1 cuillère à soupe de jus de citron
- 1 cuillère à soupe d'huile d'olive
- Sel et poivre au goût
- Graines de sésame, pour la garniture
- Persil frais haché pour la garniture

Méthode de préparation:
1. Répartir le riz brun cuit entre deux bols.
2. Garnir chaque bol d'un mélange de légumes rôtis, de pois chiches cuits et d'avocats tranchés.
3. Dans un petit bol, fouetter ensemble le tahini, le jus de citron, l'huile d'olive, le sel et le poivre pour préparer la vinaigrette.
4. Versez la vinaigrette sur les bols Bouddha.

5. Garnir de graines de sésame et de persil frais haché avant de servir.

Valeurs nutritionnelles (par portion) :
- Calories : 480
- Protéine : 12g
- Matière grasse : 24g
- Glucides : 60g
- Fibres : 14 g
- Sucre : 6g
- Fer : 4 mg
- Sodium : 120 mg
- Potassium : 1040 mg
- Cholestérol : 0 mg
- Calcium : 70 mg

42. Saladier de quinoa, mesclun et avocat

- Temps de préparation : 15 minutes
- Temps de cuisson : 15 minutes
- Portions : 2

Ingrédients:
- 1 tasse de quinoa cuit
- 4 tasses de légumes verts mélangés (comme les épinards, le chou frisé et la roquette)
- 1 avocat, tranché
- 1/2 tasse de tomates cerises, coupées en deux
- 1/4 tasse d'amandes tranchées
- 2 cuillères à soupe de vinaigrette balsamique
- Sel et poivre au goût

Méthode de préparation:
1. Répartir le quinoa cuit dans deux bols.
2. Garnir chaque bol de mesclun, de tranches d'avocat, de tomates cerises coupées en deux et d'amandes tranchées.
3. Arroser de vinaigrette balsamique.
4. Assaisonnez avec du sel et du poivre selon votre goût.
5. Servir immédiatement les bols à salade de quinoa.

Valeurs nutritionnelles (par portion) :
- Calories : 380
- Protéine : 10g
- Matière grasse : 24g
- Glucides : 38g
- Fibres : 10g
- Sucre : 4g

- Fer : 3 mg
- Sodium : 60 mg
- Potassium : 990 mg
- Cholestérol : 0 mg
- Calcium : 100 mg

43. Bol de céréales méditerranéennes avec farro et aubergines grillées

- Temps de préparation : 15 minutes
- Temps de cuisson : 30 minutes
- Portions : 2

Ingrédients:
- 1 tasse de farro cuit
- 1 aubergine moyenne, tranchée
- 2 cuillères à soupe d'huile d'olive
- 1 cuillère à soupe de vinaigre balsamique
- 1 cuillère à café d'origan séché
- Sel et poivre au goût
- 1/2 tasse de houmous
- 1/4 tasse de fromage feta émietté
- 1/4 tasse de persil frais haché
- Quartiers de citron, pour servir

Méthode de préparation:
1. Préchauffer le gril ou la poêle à feu moyen-vif.
2. Dans un bol, mélanger l'huile d'olive, le vinaigre balsamique, l'origan séché, le sel et le poivre.
3. Badigeonner les tranches d'aubergines du mélange d'huile d'olive.
4. Griller les tranches d'aubergines pendant 3 à 4 minutes de chaque côté, ou jusqu'à ce qu'elles soient tendres et que des marques de gril apparaissent.
5. Répartir le farro cuit dans deux bols.
6. Garnir chaque bol de tranches d'aubergines grillées, de cuillerées de houmous, de fromage feta émietté et de persil frais haché.
7. Servir avec des quartiers de citron en accompagnement.

Valeurs nutritionnelles (par portion) :
- Calories : 420
- Protéine : 12g
- Matière grasse : 18g
- Glucides : 58g
- Fibres : 12g

- Sucre : 4g
- Fer : 3 mg
- Sodium : 240 mg
- Potassium : 980 mg
- Cholestérol : 10mg
- Calcium : 120 mg

44. Bol de tofu teriyaki avec riz brun et légumes sautés

- Temps de préparation : 15 minutes
- Temps de cuisson : 20 minutes
- Portions : 2

Ingrédients:
- 1 tasse de riz brun cuit
- 1 bloc de tofu ferme, coupé en cubes
- 2 cuillères à soupe de sauce soja
- 1 cuillère à soupe de sirop d'érable
- 1 cuillère à soupe de vinaigre de riz
- 1 cuillère à soupe d'huile de sésame
- 1 cuillère à soupe d'huile d'olive
- 2 tasses de légumes sautés mélangés (comme des poivrons, des pois mange-tout et des carottes)
- Graines de sésame, pour la garniture
- Oignons verts tranchés, pour la garniture

Méthode de préparation:
1. Dans un bol, fouetter ensemble la sauce soja, le sirop d'érable, le vinaigre de riz et l'huile de sésame.
2. Chauffer l'huile d'olive dans une poêle à feu moyen. Ajouter le tofu en cubes et cuire jusqu'à ce qu'il soit doré de tous les côtés.
3. Versez la sauce teriyaki sur le tofu dans la poêle. Cuire encore 2-3 minutes jusqu'à ce que la sauce épaississe et recouvre le tofu.
4. Répartir le riz brun cuit entre deux bols.
5. Garnir chaque bol de tofu teriyaki et de légumes sautés mélangés.
6. Garnir de graines de sésame et d'oignons verts tranchés avant de servir.

Valeurs nutritionnelles (par portion) :
- Calories : 420
- Protéine : 18g
- Matière grasse : 18g
- Glucides : 52g
- Fibres : 8g
- Sucre : 8g

- Fer : 4 mg
- Sodium : 840 mg
- Potassium : 680 mg
- Cholestérol : 0 mg
- Calcium : 120 mg

45. Bol de couscous grec avec concombre, tomate et feta

- Temps de préparation : 15 minutes
- Temps de cuisson : 15 minutes
- Portions : 2

Ingrédients:
- 1 tasse de couscous cuit
- 1 concombre, coupé en dés
- 1 tasse de tomates cerises, coupées en deux
- 1/4 tasse d'olives Kalamata, dénoyautées et coupées en deux
- 1/4 tasse de fromage feta émietté
- 2 cuillères à soupe de persil frais haché
- 2 cuillères à soupe d'huile d'olive
- 1 cuillère à soupe de jus de citron
- Sel et poivre au goût

Méthode de préparation:
1. Dans un bol à mélanger, mélanger le couscous cuit, les dés de concombre, les tomates cerises coupées en deux, les olives Kalamata coupées en deux, le fromage feta émietté et le persil frais haché.
2. Dans un petit bol, mélanger l'huile d'olive, le jus de citron, le sel et le poivre. Verser la vinaigrette sur le mélange de couscous et mélanger pour bien enrober.
3. Répartissez la salade de couscous grec dans deux bols.
4. Sers immédiatement.

Valeurs nutritionnelles (par portion) :
- Calories : 320
- Protéine : 8g
- Matière grasse : 16g
- Glucides : 40g
- Fibres : 6g
- Sucre : 4g
- Fer : 2 mg
- Sodium : 280 mg
- Potassium : 460 mg
- Cholestérol : 10mg
- Calcium : 120 mg

Chapitre 7 : DélicieuxCollations et apéritifs

Collations:

46.Houmous avec tranches de concombre et bâtonnets de carottes

- Temps de préparation : 5 minutes
- Portions : 2

Ingrédients:
- 1/2 tasse de houmous
- 1 concombre, tranché
- 2 carottes, coupées en bâtonnets

Méthode de préparation:
1. Placer le houmous dans un bol de service.
2. Disposer les tranches de concombre et les bâtonnets de carottes dans une assiette.
3. Servir le houmous avec des tranches de concombre et des bâtonnets de carottes pour tremper.

Valeurs nutritionnelles (par portion) :
- Calories : 150
- Protéine : 5g
- Matière grasse : 8g
- Glucides : 15g
- Fibres : 6g
- Sucre : 4g
- Fer : 2 mg
- Sodium : 300mg
- Potassium : 400 mg
- Cholestérol : 0 mg
- Calcium : 50 mg

47.Yaourt grec aux baies et filet de miel

- Temps de préparation : 5 minutes
- Portions : 2

Ingrédients:
- 1 tasse de yaourt grec
- 1/2 tasse de baies mélangées (comme des fraises, des myrtilles et des framboises)
- 2 cuillères à soupe de miel

Méthode de préparation:
1. Répartir le yaourt grec dans deux bols.
2. Garnir de baies mélangées.
3. Versez un filet de miel sur le yaourt et les baies.
4. Servir immédiatement.

Valeurs nutritionnelles (par portion) :
- Calories : 180
- Protéine : 12g
- Matière grasse : 2g
- Glucides : 30g
- Fibres : 3 g
- Sucre : 25g
- Fer : 1mg
- Sodium : 60 mg
- Potassium : 200 mg
- Cholestérol : 5mg
- Calcium : 150 mg

48. Beurre d'amande sur des craquelins à grains entiers

- Temps de préparation : 2 minutes
- Portions : 2

Ingrédients:
- 4 craquelins aux grains entiers
- 2 cuillères à soupe de beurre d'amande

Méthode de préparation:
1. Étalez uniformément le beurre d'amande sur chaque craquelin à grains entiers.
2. Sers immédiatement.

Valeurs nutritionnelles (par portion) :
- Calories : 180
- Protéine : 5g
- Matière grasse : 12g
- Glucides : 15g
- Fibres : 3 g
- Sucre : 3g
- Fer : 1mg
- Sodium : 100 mg
- Potassium : 180 mg
- Cholestérol : 0 mg
- Calcium : 50 mg

49. Edamame au sel marin

- Temps de préparation : 5 minutes
- Temps de cuisson : 5 minutes
- Portions : 2

Ingrédients:
- 1 tasse d'edamame surgelé, décongelé
- Sel de mer, au goût

Méthode de préparation:
1. Portez une casserole d'eau à ébullition.
2. Ajouter les edamames et cuire 3 à 5 minutes ou jusqu'à ce qu'ils soient tendres.
3. Égoutter et rincer les edamames sous l'eau froide.
4. Saupoudrer de sel marin avant de servir.

Valeurs nutritionnelles (par portion) :
- Calories : 120
- Protéine : 11g
- Graisse : 4g
- Glucides : 10g
- Fibres : 6g
- Sucre : 2g
- Fer : 2 mg
- Sodium : 5 mg
- Potassium : 250 mg
- Cholestérol : 0 mg
- Calcium : 60 mg

50. Mélange montagnard avec noix, graines et fruits secs

- Temps de préparation : 2 minutes
- Portions : 2

Ingrédients:
- 1/4 tasse de noix mélangées (amandes, noix de cajou, noix)
- 2 cuillères à soupe de graines de citrouille
- 2 cuillères à soupe de canneberges séchées
- 2 cuillères à soupe d'abricots secs hachés

Méthode de préparation:
1. Mélanger tous les ingrédients dans un bol jusqu'à ce que le tout soit bien mélangé.
2. Répartissez le mélange montagnard entre deux petits contenants.

Valeurs nutritionnelles (par portion) :
- Calories : 220
- Protéine : 7g

- Matière grasse : 15g
- Glucides : 18g
- Fibres : 4g
- Sucre : 10g
- Fer : 2 mg
- Sodium : 5 mg
- Potassium : 230 mg
- Cholestérol : 0 mg
- Calcium : 40 mg

51. Pois chiches rôtis au curcuma et au cumin

- Temps de préparation : 5 minutes
- Temps de cuisson : 30 minutes
- Portions : 2

Ingrédients :
- 1 boîte (15 oz) de pois chiches, égouttés et rincés
- 1 cuillère à soupe d'huile d'olive
- 1 cuillère à café de curcuma moulu
- 1 cuillère à café de cumin moulu
- Sel de mer, au goût

Méthode de préparation :
1. Préchauffer le four à 400°F (200°C).
2. Séchez les pois chiches avec une serviette en papier et étalez-les sur une plaque à pâtisserie.
3. Verser un filet d'huile d'olive sur les pois chiches et mélanger pour bien les enrober.
4. Saupoudrer de curcuma moulu, de cumin moulu et de sel marin sur les pois chiches. Remuer pour enrober uniformément.
5. Rôtir au four préchauffé pendant 25 à 30 minutes ou jusqu'à ce qu'ils soient croustillants et dorés.
6. Laisser refroidir avant de servir.

Valeurs nutritionnelles (par portion) :
- Calories : 220
- Protéine : 10g
- Matière grasse : 7g
- Glucides : 30g
- Fibres : 8g
- Sucre : 5g
- Fer : 2 mg
- Sodium : 200 mg
- Potassium : 290 mg

- Cholestérol : 0 mg
- Calcium : 60 mg

52.Chips de chou frisé à l'huile d'olive et au sel marin

- Temps de préparation : 10 minutes
- Temps de cuisson : 20 minutes
- Portions : 2

Ingrédients:
- 1 botte de chou frisé, tiges enlevées et déchirées en bouchées
- 1 cuillère à soupe d'huile d'olive
- Sel de mer, au goût

Méthode de préparation:
1. Préchauffer le four à 350°F (175°C).
2. Dans un grand bol, mélanger les morceaux de chou frisé avec l'huile d'olive jusqu'à ce qu'ils soient uniformément enrobés.
3. Étalez le chou frisé en une seule couche sur une plaque à pâtisserie recouverte de papier sulfurisé.
4. Saupoudrer le chou frisé de sel marin.
5. Cuire au four pendant 15 à 20 minutes ou jusqu'à ce que le chou frisé soit croustillant mais pas brûlé.
6. Laisser refroidir légèrement avant de servir.

Valeurs nutritionnelles (par portion) :
- Calories : 90
- Protéine : 4g
- Matière grasse : 5g
- Glucides : 10g
- Fibres : 4g
- Sucre : 0g
- Fer : 2 mg
- Sodium : 230 mg
- Potassium : 560 mg
- Cholestérol : 0 mg
- Calcium : 160 mg

53.Houmous de betterave et poivrons tranchés

- Temps de préparation : 10 minutes
- Portions : 2

Ingrédients:
- 1 tasse de betteraves cuites, pelées et coupées en dés

- 1 boîte (15 oz) de pois chiches, égouttés et rincés
- 2 cuillères à soupe de tahin
- 2 cuillères à soupe de jus de citron
- 1 gousse d'ail, hachée
- 2 cuillères à soupe d'huile d'olive
- Sel et poivre au goût
- Poivron tranché, pour servir

Méthode de préparation:
1. Dans un robot culinaire, mélanger les betteraves cuites, les pois chiches, le tahini, le jus de citron, l'ail émincé, l'huile d'olive, le sel et le poivre.
2. Mélanger jusqu'à consistance lisse et crémeuse, en raclant les côtés au besoin.
3. Transférez le houmous de betterave dans un bol de service.
4. Servir avec des tranches de poivron pour tremper.

Valeurs nutritionnelles (par portion) :
- Calories : 180
- Protéine : 6g
- Matière grasse : 10g
- Glucides : 18g
- Fibres : 6g
- Sucre : 4g
- Fer : 2 mg
- Sodium : 220 mg
- Potassium : 400 mg
- Cholestérol : 0 mg
- Calcium : 50 mg

54. Noix rôties épicées au poivre de Cayenne et au romarin

- Temps de préparation : 5 minutes
- Temps de cuisson : 15 minutes
- Portions : 2

Ingrédients:
- 1 tasse de noix mélangées (amandes, noix de cajou, noix)
- 1 cuillère à soupe d'huile d'olive
- 1/2 cuillère à café de poivre de Cayenne
- 1 cuillère à café de romarin séché
- Sel de mer, au goût

Méthode de préparation:
1. Préchauffer le four à 350°F (175°C).
2. Dans un bol, mélanger les noix mélangées avec l'huile d'olive jusqu'à ce qu'elles soient uniformément enrobées.

3. Saupoudrer de poivre de Cayenne, de romarin séché et de sel marin sur les noix. Remuer pour enrober uniformément.
4. Étalez les noix assaisonnées en une seule couche sur une plaque à pâtisserie recouverte de papier sulfurisé.
5. Rôtir au four préchauffé pendant 12 à 15 minutes, en remuant à mi-cuisson, jusqu'à ce qu'il soit doré et parfumé.
6. Laisser refroidir avant de servir.

Valeurs nutritionnelles (par portion) :
- Calories : 280
- Protéine : 8g
- Matière grasse : 25g
- Glucides : 10g
- Fibres : 4g
- Sucre : 1g
- Fer : 2 mg
- Sodium : 150mg
- Potassium : 320 mg
- Cholestérol : 0 mg
- Calcium : 60 mg

Apéritifs

55. Guacamole avec chips tortilla de grains entiers

- Temps de préparation : 10 minutes
- Portions : 4

Ingrédients pour le guacamole :
- 2 avocats mûrs
- 1 tomate, coupée en dés
- 1/4 tasse d'oignon coupé en dés
- 1 gousse d'ail, hachée
- Jus d'1 citron vert
- Sel et poivre au goût
- Coriandre fraîche, hachée (facultatif)

Ingrédients pour les chips tortilla à grains entiers :
- 4 tortillas de grains entiers
- spray d'huile d'olive
- Sel de mer

Méthode de préparation:
1. Dans un bol, écrasez les avocats avec une fourchette jusqu'à obtenir une consistance lisse.

2. Incorporer les tomates en dés, l'oignon, l'ail émincé, le jus de citron vert, le sel et le poivre. Ajoutez de la coriandre hachée si vous le souhaitez.
3. Préchauffer le four à 350°F (175°C).
4. Coupez chaque tortilla en triangles et disposez-les en une seule couche sur une plaque à pâtisserie.
5. Vaporisez les triangles de tortilla d'un spray d'huile d'olive et saupoudrez de sel marin.
6. Cuire au four pendant 10 à 12 minutes ou jusqu'à ce que les chips tortilla soient croustillantes et dorées.
7. Servir le guacamole avec les chips tortilla aux grains entiers.

Valeurs nutritionnelles (par portion) :
Guacamole:
- Calories : 160
- Protéine : 2g
- Matière grasse : 14g
- Glucides : 10g
- Fibres : 7g
- Sucre : 1g
- Fer : 1mg
- Sodium : 10mg
- Potassium : 520 mg
- Cholestérol : 0 mg
- Calcium : 20 mg

Chips tortilla à grains entiers :
- Calories : 70
- Protéine : 2g
- Matière grasse : 2g
- Glucides : 12g
- Fibres : 2g
- Sucre : 0g
- Fer : 1mg
- Sodium : 80 mg
- Potassium : 90 mg
- Cholestérol : 0 mg
- Calcium : 20 mg

56. Plateau de crudités de légumes avec trempette au yaourt

- Temps de préparation : 15 minutes
- Portions : 4

Ingrédients pour la trempette au yaourt :
- 1 tasse de yaourt grec

- 1 cuillère à soupe de jus de citron
- 1 cuillère à soupe d'aneth frais haché
- 1 gousse d'ail, hachée
- Sel et poivre au goût

Ingredients for Vegetable Crudité:
- 2 carottes pelées et coupées en bâtonnets
- 2 branches de céleri, coupées en bâtonnets
- 1 concombre, tranché
- 1 poivron, tranché
- tomates cerises
- Des radis
- Tout autre légume préféré

Méthode de préparation:
1. Dans un bol, mélangez le yaourt grec, le jus de citron, l'aneth frais haché, l'ail émincé, le sel et le poivre pour faire la trempette au yaourt.
2. Disposez les légumes préparés sur un plat de service.
3. Servir la crudité de légumes avec la trempette au yaourt.

Valeurs nutritionnelles (par portion) :

Trempette au yaourt :
- Calories : 40
- Protéine : 6g
- Matière grasse : 0g
- Glucides : 3g
- Fibres : 0g
- Sucre : 2g
- Fer : 0 mg
- Sodium : 30mg
- Potassium : 90 mg
- Cholestérol : 0 mg
- Calcium : 70 mg

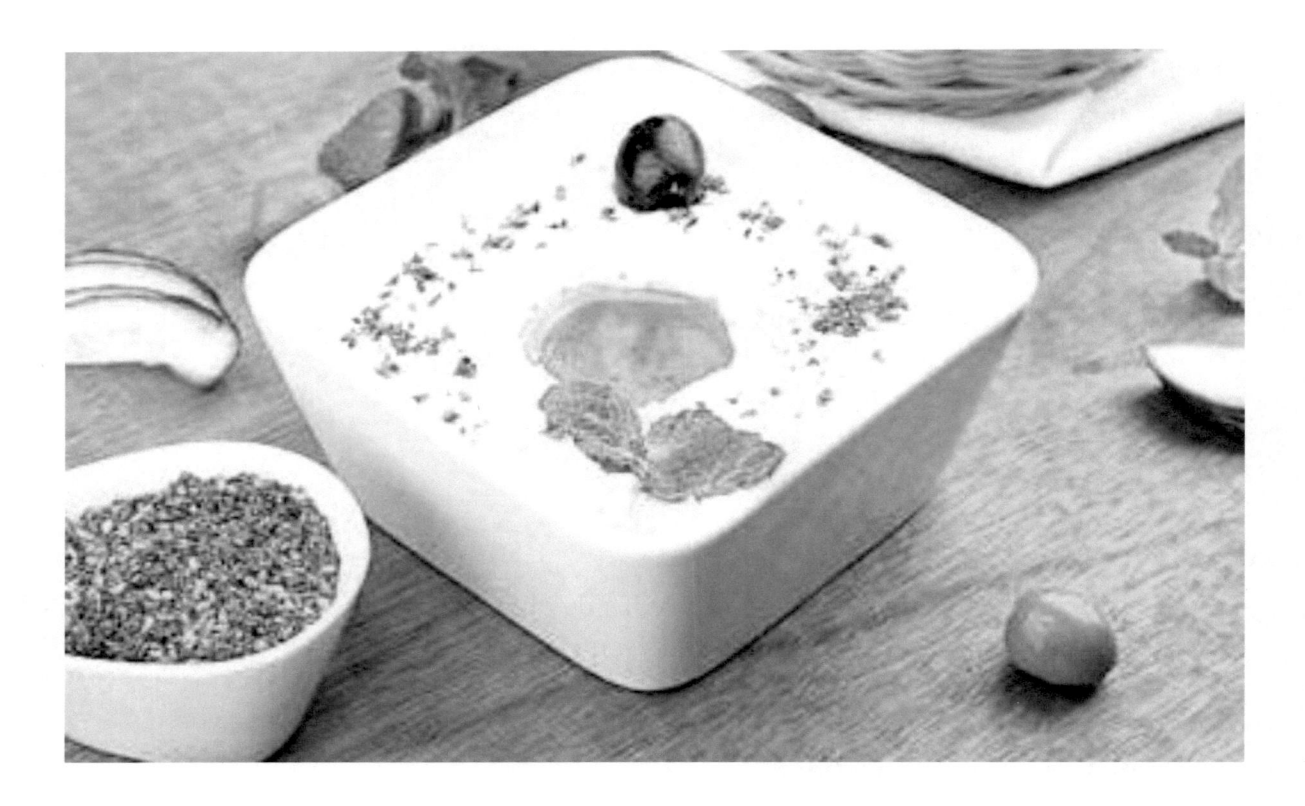

57. Brochettes Caprese aux tomates cerises, mozzarella et basilic

- Temps de préparation : 10 minutes
- Portions : 4

Ingrédients:
- tomates cerises
- Mini boules de mozzarella (bouchées)
- Feuilles de basilic frais
- Glaçage balsamique (facultatif)
- Brochettes ou cure-dents

Méthode de préparation:
1. Enfilez une tomate cerise, une mini boule de mozzarella et une feuille de basilic frais sur chaque brochette ou cure-dent.
2. Disposez les brochettes de caprese sur un plat de service.
3. Arroser de glaçage balsamique si désiré.
4. Sers immédiatement.

58. Mini poivrons farcis au fromage de chèvre et aux herbes

- Temps de préparation : 15 minutes
- Temps de cuisson : 15 minutes

- Portions : 4

Ingrédients :
- 12 mini poivrons
- 4 onces de fromage de chèvre
- 1 cuillère à soupe d'herbes fraîches hachées (comme le basilic, le thym ou le persil)
- Sel et poivre au goût
- Huile d'olive pour arroser

Méthode de préparation:
1. Préchauffer le four à 375°F (190°C).
2. Coupez le dessus des mini poivrons et retirez les graines.
3. Dans un bol, mélangez le fromage de chèvre, les herbes fraîches hachées, le sel et le poivre.
4. Farcir chaque mini poivron avec le mélange de fromage de chèvre.
5. Placer les poivrons farcis sur une plaque à pâtisserie et arroser d'huile d'olive.
6. Cuire au four pendant 15 minutes ou jusqu'à ce que les poivrons soient tendres et que le fromage soit fondu et légèrement doré.
7. Servir les mini poivrons farcis chauds.

Valeurs nutritionnelles (par portion) :
- Calories : 100
- Protéine : 6g
- Matière grasse : 8g
- Glucides : 5g
- Fibres : 1g
- Sucre : 3g
- Fer : 1mg
- Sodium : 90 mg
- Potassium : 280 mg
- Cholestérol : 15 mg
- Calcium : 60 mg

59. Pain pita aux grains entiers avec Baba Ganoush

- Temps de préparation : 10 minutes
- Temps de cuisson : 30 minutes (pour rôtir des aubergines)
- Portions : 4

Ingrédients pour Baba Ganoush :
- 1 grosse aubergine
- 2 cuillères à soupe de tahin
- 1 gousse d'ail, hachée
- Jus de 1 citron
- 2 cuillères à soupe d'huile d'olive

- Sel et poivre au goût
- Persil frais haché pour la garniture

Ingrédients pour le pain pita à grains entiers :
- 4 rondelles de pain pita à grains entiers

Méthode de préparation:
1. Préchauffer le four à 400°F (200°C).
2. Percez l'aubergine plusieurs fois avec une fourchette et placez-la sur une plaque à pâtisserie. Rôtir au four préchauffé pendant 30 à 40 minutes ou jusqu'à ce que la peau soit carbonisée et la chair tendre.
3. Sortez l'aubergine du four et laissez-la refroidir légèrement. Retirez la peau carbonisée et jetez-la.
4. Dans un robot culinaire, mélanger la chair d'aubergine rôtie, le tahini, l'ail émincé, le jus de citron, l'huile d'olive, le sel et le poivre. Mélanger jusqu'à consistance lisse.
5. Transférer le baba ganoush dans un bol de service et garnir de persil frais haché.
6. Faire griller les rondelles de pain pita aux grains entiers jusqu'à ce qu'elles soient chaudes et légèrement croustillantes.
7. Servir le baba ganoush avec le pain pita aux grains entiers grillé.

60. Brochettes de salade grecque avec concombre, tomate, feta et olives

- Temps de préparation : 15 minutes
- Portions : 4

Ingrédients:
- tomates cerises
- Concombre, coupé en morceaux
- Fromage feta, en cubes
- olives Kalamata
- Brochettes de bois

Méthode de préparation:
1. Enfiler en alternance les tomates cerises, les morceaux de concombre, les cubes de fromage feta et les olives Kalamata sur des brochettes en bois.
2. Disposez les brochettes sur un plat de service.
3. Sers immédiatement.

61. Salsa à la mangue avec chips de pita à grains entiers

- Temps de préparation : 10 minutes
- Portions : 4

Ingrédients pour la salsa à la mangue :

- 1 mangue mûre, coupée en dés
- 1/2 oignon rouge, finement haché
- 1/2 poivron rouge, coupé en dés
- 1 piment jalapeño épépiné et finement haché
- Jus d'1 citron vert
- 2 cuillères à soupe de coriandre fraîche hachée
- Sel et poivre au goût

Ingrédients pour les chips de pita aux grains entiers :
- 4 rondelles de pain pita à grains entiers
- spray d'huile d'olive
- Sel de mer

Méthode de préparation:
1. Dans un bol, mélanger la mangue coupée en dés, l'oignon rouge haché, le poivron rouge coupé en dés, le piment jalapeño haché, le jus de citron vert, la coriandre fraîche hachée, le sel et le poivre pour faire la salsa à la mangue.
2. Préchauffer le four à 375°F (190°C).
3. Coupez chaque pain pita en triangles et placez-les en une seule couche sur une plaque à pâtisserie.
4. Vaporisez les triangles de pita d'un spray d'huile d'olive et saupoudrez de sel marin.
5. Cuire au four pendant 8 à 10 minutes ou jusqu'à ce que les chips de pita soient croustillantes et dorées.
6. Servir la salsa à la mangue avec les chips de pita aux grains entiers.

Valeurs nutritionnelles (par portion) :

Sauce à la Mangue :
- Calories : 50
- Protéine : 1g
- Matière grasse : 0g
- Glucides : 13g
- Fibres : 2g
- Sucre : 9g
- Fer : 0 mg
- Sodium : 5 mg
- Potassium : 135 mg
- Cholestérol : 0 mg
- Calcium : 10 mg

Chips de pita à grains entiers :
- Les valeurs nutritionnelles dépendent de la marque du pain pita utilisé.

62. Triangles phyllo aux épinards et feta

- Temps de préparation : 20 minutes

- Temps de cuisson : 20 minutes
- Portions : 4

Ingrédients:
- 8 feuilles de pâte phyllo, décongelées
- 2 tasses d'épinards frais, hachés
- 1/2 tasse de fromage feta émietté
- 2 cuillères à soupe d'aneth frais haché
- Huile d'olive pour badigeonner

Méthode de préparation:
1. Préchauffer le four à 375°F (190°C). Tapisser une plaque à pâtisserie de papier sulfurisé.
2. Dans un bol, mélanger les épinards hachés, le fromage feta émietté et l'aneth frais haché.
3. Posez une feuille de pâte phyllo sur une surface propre et badigeonnez légèrement d'huile d'olive. Déposer une autre feuille de pâte phyllo dessus et badigeonner d'huile d'olive.
4. Coupez les feuilles de pâte phyllo empilées en carrés de 3 pouces.
5. Placer une cuillerée du mélange d'épinards et de feta au centre de chaque carré.
6. Pliez chaque carré en diagonale pour former un triangle enfermant la garniture. Appuyez sur les bords pour sceller.
7. Placez les triangles de pâte phyllo sur la plaque à pâtisserie préparée.
8. Badigeonner le dessus des triangles d'huile d'olive.
9. Cuire au four pendant 15 à 20 minutes ou jusqu'à ce qu'ils soient dorés et croustillants.
10. Servir les triangles d'épinards et de feta phyllo chauds.

63.Frites de patates douces au four avec paprika

- Temps de préparation : 10 minutes
- Temps de cuisson : 25 minutes
- Portions : 4

Ingrédients:
- 2 grosses patates douces, coupées en frites
- 2 cuillères à soupe d'huile d'olive
- 1 cuillère à café de paprika
- Sel et poivre au goût

Méthode de préparation:
- Préchauffer le four à 425°F (220°C). Tapisser une plaque à pâtisserie de papier sulfurisé.
- Dans un grand bol, mélanger les frites de patates douces avec l'huile d'olive, le paprika, le sel et le poivre jusqu'à ce qu'elles soient uniformément enrobées.
- Étalez les frites de patates douces en une seule couche sur la plaque à pâtisserie préparée.
- Cuire au four pendant 20 à 25 minutes, ou jusqu'à ce que les frites soient dorées et croustillantes, en les retournant à mi-cuisson.
- Servir les frites de patates douces cuites au four chaudes.

64. Coupes de salade de quinoa, avocat et citron vert

- Temps de préparation : 20 minutes
- Temps de cuisson : 15 minutes
- Portions : 4

Ingrédients pour la salade de quinoa :
- 1 tasse de quinoa, cuit
- 1 avocat, coupé en dés
- 1 tomate, coupée en dés
- 1/4 tasse de coriandre fraîche hachée
- Jus d'1 citron vert
- Sel et poivre au goût

Ingrédients pour les coupes de salade de quinoa :
- 8 feuilles de laitue au beurre ou de laitue romaine

Méthode de préparation:
1. Dans un bol, mélanger le quinoa cuit, les dés d'avocat, les tomates en dés, la coriandre fraîche hachée, le jus de citron vert, le sel et le poivre pour faire la salade de quinoa.
2. Verser la salade de quinoa dans des feuilles de laitue au beurre ou de laitue romaine pour former des tasses.
3. Servir immédiatement les coupes de salade de quinoa.

65. Rouleaux de sushi végétariens avec riz brun et avocat

- Temps de préparation : 30 minutes
- Temps de cuisson : 20 minutes
- Portions : 4

Ingrédients pour les rouleaux de sushi végétariens :
- 4 feuilles de nori
- 2 tasses de riz brun cuit
- 1 avocat, tranché finement
- 1/2 concombre, en julienne
- 1 carotte, en julienne
- 1/2 poivron rouge, coupé en julienne
- 1/2 tasse de chou violet râpé
- Sauce soja, pour servir
- Gingembre mariné, pour servir
- Wasabi, pour servir

Méthode de préparation:
1. Placez une feuille de nori sur un tapis à sushi ou un torchon propre.
2. Étalez uniformément une fine couche de riz brun cuit sur la feuille de nori, en laissant une bordure de 1 pouce en haut.

3. Disposez les tranches d'avocat, les lanières de concombre, les lanières de carottes, les lanières de poivron rouge et le chou violet râpé en ligne au centre du riz.
4. Enroulez fermement la feuille de nori, en utilisant le tapis à sushi ou le torchon pour aider à façonner le rouleau.
5. Mouillez le bord supérieur de la feuille de nori avec de l'eau pour sceller le rouleau.
6. Coupez le rouleau de sushi en bouchées à l'aide d'un couteau bien aiguisé.
7. Répétez le processus avec les feuilles de nori restantes et les ingrédients de la garniture.
8. Servir les rouleaux de sushi végétariens avec de la sauce soja, du gingembre mariné et du wasabi.

Chapitre 8 : L'eau à la bouche Desserts et gourmandises

Desserts:

66. Pouding aux graines de chia et aux baies mélangées

- Temps de préparation : 5 minutes
- Temps de refroidissement : 2 heures
- Portions : 2

Ingrédients:
- 1 tasse de baies mélangées (comme des fraises, des bleuets, des framboises)
- 1 tasse de lait d'amande non sucré
- 1/4 tasse de graines de chia
- 1 cuillère à soupe de miel ou de sirop d'érable (facultatif)
- Feuilles de menthe fraîche, pour la décoration

Méthode de préparation:
1. Dans un mixeur, mélanger les baies mélangées et le lait d'amande. Mélanger jusqu'à consistance lisse.
2. Versez le mélange de baies dans un bol ou un pot.
3. Incorporer les graines de chia et le miel ou le sirop d'érable (le cas échéant). Bien mélanger.
4. Couvrir et réfrigérer pendant au moins 2 heures ou toute la nuit, jusqu'à ce que les graines de chia aient absorbé le liquide et que le mélange ait épaissi.
5. Pour servir, répartissez le pudding aux graines de chia et aux baies mélangées dans deux bols ou verres.
6. Garnir de feuilles de menthe fraîche avant de servir.

Valeurs nutritionnelles (par portion) :
- Calories : 150
- Protéine : 4g
- Matière grasse : 7g
- Glucides : 20g
- Fibres : 10g
- Sucre : 8g
- Fer : 1,5 mg
- Sodium : 80 mg
- Potassium : 220 mg
- Cholestérol : 0 mg
- Calcium : 250 mg

67. Fraises enrobées de chocolat noir

- Temps de préparation : 10 minutes
- Temps de refroidissement : 30 minutes
- Portions : 2

Ingrédients:
- 1/2 tasse de pépites de chocolat noir
- 1 cuillère à café d'huile de coco
- 6 grosses fraises, lavées et séchées
- Noix concassées ou noix de coco râpée, pour la garniture (facultatif)

Méthode de préparation:
1. Tapisser une plaque à pâtisserie de papier sulfurisé.
2. Dans un bol allant au micro-ondes, mélanger les pépites de chocolat noir et l'huile de coco. Cuire au micro-ondes toutes les 30 secondes, en remuant entre les deux, jusqu'à ce que le chocolat soit fondu et lisse.
3. Tenez chaque fraise par la tige et plongez-la dans le chocolat fondu, en remuant pour l'enrober uniformément.
4. Placez les fraises trempées sur la plaque à pâtisserie préparée.
5. Facultatif : Saupoudrez des noix concassées ou de la noix de coco râpée sur les fraises enrobées de chocolat avant que le chocolat ne prenne.
6. Réfrigérer au réfrigérateur pendant au moins 30 minutes ou jusqu'à ce que le chocolat soit ferme.
7. Servez les fraises enrobées de chocolat noir comme une délicieuse gâterie.

Valeurs nutritionnelles (par portion) :
- Calories : 180
- Protéine : 2g
- Matière grasse : 11g
- Glucides : 20g
- Fibres : 4g
- Sucre : 12g
- Fer : 1,5 mg
- Sodium : 0 mg
- Potassium : 150 mg
- Cholestérol : 0 mg
- Calcium : 40 mg

68. Pommes au four à la cannelle et aux noix

- Temps de préparation : 10 minutes
- Temps de cuisson : 30 minutes
- Portions : 2

Ingrédients:
- 2 pommes (comme Granny Smith ou Honeycrisp), évidées
- 1 cuillère à soupe de miel ou de sirop d'érable
- 1 cuillère à café de cannelle moulue
- 2 cuillères à soupe de noix hachées
- 1 cuillère à soupe de beurre non salé (ou d'huile de coco), fondu
- Yaourt grec ou glace à la vanille, pour servir (facultatif)

Méthode de préparation:
1. Préchauffer le four à 375°F (190°C).
2. Dans un petit bol, mélanger le miel ou le sirop d'érable et la cannelle moulue.
3. Placer les pommes évidées dans un plat allant au four. Versez le mélange miel-cannelle au centre de chaque pomme.
4. Saupoudrer de noix hachées sur chaque pomme.
5. Versez un filet de beurre fondu ou d'huile de noix de coco sur les pommes.
6. Cuire au four préchauffé pendant 25 à 30 minutes ou jusqu'à ce que les pommes soient tendres et que le dessus soit doré.
7. Servir les pommes au four chaudes, éventuellement garnies de yaourt grec ou de glace à la vanille.

Valeurs nutritionnelles (par portion) :
- Calories : 230
- Protéine : 2g
- Matière grasse : 11g
- Glucides : 35g
- Fibres : 6g
- Sucre : 24g
- Fer : 0,5 mg
- Sodium : 10mg
- Potassium : 320 mg
- Cholestérol : 10mg
- Calcium : 30 mg

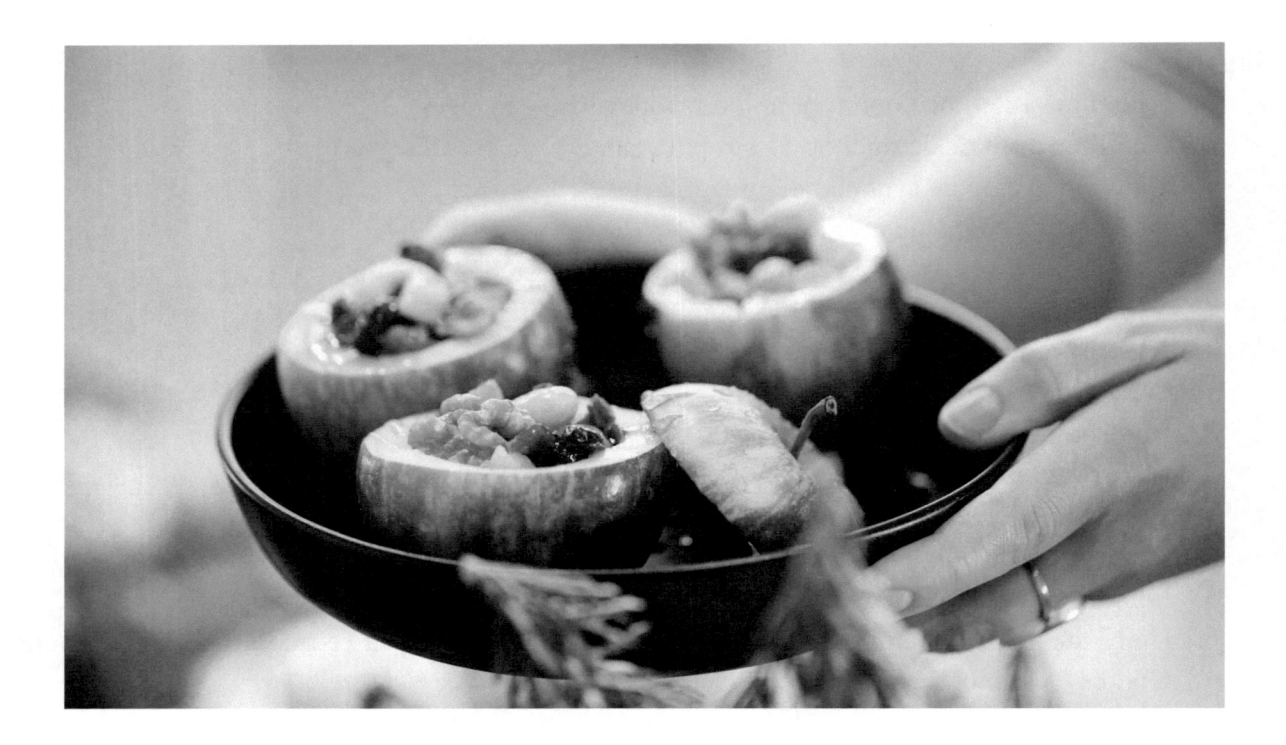

69.Belle crème de banane avec filet de beurre d'amande

- Temps de préparation : 5 minutes
- Temps de congélation : 2 heures
- Portions : 2

Ingrédients:
- 2 bananes mûres, tranchées et congelées
- 2 cuillères à soupe de beurre d'amande
- 1 cuillère à soupe de miel ou de sirop d'érable
- 1/4 cuillère à café d'extrait de vanille
- Noix concassées ou pépites de chocolat noir, pour la garniture (facultatif)

Méthode de préparation:
1. Placez les tranches de banane congelées dans un mélangeur ou un robot culinaire.
2. Mélanger jusqu'à consistance lisse et crémeuse, en raclant les côtés au besoin.
3. Dans un bol allant au micro-ondes, chauffer le beurre d'amande, le miel ou le sirop d'érable et l'extrait de vanille jusqu'à ce qu'ils soient fondus et lisses.
4. Répartissez la belle crème de banane dans deux bols.
5. Verser le mélange de beurre d'amande sur la belle crème à la banane.
6. Facultatif : Saupoudrez le dessus de noix concassées ou de pépites de chocolat noir.
7. Servir aussitôt la belle crème de banane.

Valeurs nutritionnelles (par portion) :
- Calories : 220
- Protéine : 3g

- Matière grasse : 9g
- Glucides : 35g
- Fibres : 5g
- Sucre : 20g
- Fer : 0,5 mg
- Sodium : 10mg
- Potassium : 450 mg
- Cholestérol : 0 mg
- Calcium : 40 mg

70. Ananas grillé au miel et à la menthe

- Temps de préparation : 10 minutes
- Temps de cuisson : 5 minutes
- Portions : 2

Ingrédients:
- 1/2 ananas frais, pelé et coupé en quartiers
- 2 cuillères à soupe de miel
- Feuilles de menthe fraîche, hachées, pour la garniture

Méthode de préparation:
1. Préchauffer le gril à feu moyen-vif.
2. Badigeonner les quartiers d'ananas de miel.
3. Griller les quartiers d'ananas pendant 2 à 3 minutes de chaque côté, ou jusqu'à ce que des marques de gril apparaissent et que l'ananas soit bien chaud.
4. Retirez l'ananas grillé du gril et transférez-le dans un plat de service.
5. Garnir de feuilles de menthe fraîche hachées.
6. Servir l'ananas grillé chaud.

Valeurs nutritionnelles (par portion) :
- Calories : 110
- Protéine : 1g
- Matière grasse : 0g
- Glucides : 30g
- Fibres : 3 g
- Sucre : 25g
- Fer : 0,5 mg
- Sodium : 0 mg
- Potassium : 180 mg
- Cholestérol : 0 mg
- Calcium : 20 mg

71. Parfait au yaourt et au citron et aux bleuets

- Temps de préparation : 10 minutes
- Portions : 2

Ingrédients:
- 1 tasse de yaourt grec
- 1 cuillère à soupe de miel ou de sirop d'érable
- Zest de 1 citron
- 1 tasse de bleuets frais
- 1/4 tasse de granola
- Feuilles de menthe fraîche, pour la décoration

Méthode de préparation:
1. Dans un bol, mélanger le yaourt grec, le miel ou le sirop d'érable et le zeste de citron jusqu'à ce que le tout soit bien mélangé.
2. Dans des verres ou des bocaux de service, répartissez le mélange de yaourt au citron, les myrtilles fraîches et le granola.
3. Répétez les couches jusqu'à ce que les verres soient remplis.
4. Garnir de feuilles de menthe fraîche avant de servir.

Valeurs nutritionnelles (par portion) :
- Calories : 230
- Protéine : 15g
- Matière grasse : 5g
- Glucides : 35g
- Fibres : 5g
- Sucre : 20g
- Fer : 1mg
- Sodium : 60 mg
- Potassium : 300 mg
- Cholestérol : 5mg
- Calcium : 150 mg

72. Riz au lait à la noix de coco et à la mangue

- Temps de préparation : 5 minutes
- Temps de cuisson : 25 minutes
- Portions : 4

Ingrédients:
- 1 tasse de riz au jasmin, rincé
- 2 tasses de lait de coco
- 1 tasse de mangue coupée en dés
- 2 cuillères à soupe de miel ou de sirop d'érable

- 1 cuillère à café d'extrait de vanille
- 1/4 cuillère à café de cardamome moulue
- Noix de coco râpée, pour la garniture

Méthode de préparation:
1. Dans une casserole, mélanger le riz au jasmin et le lait de coco. Porter à ébullition à feu moyen.
2. Réduire le feu à doux, couvrir et cuire pendant 20 à 25 minutes, en remuant de temps en temps, jusqu'à ce que le riz soit tendre et crémeux.
3. Incorporer la mangue coupée en dés, le miel ou le sirop d'érable, l'extrait de vanille et la cardamome moulue.
4. Cuire encore 5 minutes en remuant de temps en temps.
5. Retirer du feu et laisser le riz au lait refroidir légèrement.
6. Répartir le riz au lait à la noix de coco et à la mangue dans des bols de service.
7. Garnir de noix de coco râpée avant de servir.

Valeurs nutritionnelles (par portion) :
- Calories : 320
- Protéine : 5g
- Matière grasse : 10g
- Glucides : 55g
- Fibres : 3 g
- Sucre : 20g
- Fer : 1mg
- Sodium : 20mg
- Potassium : 240 mg
- Cholestérol : 0 mg
- Calcium : 20 mg

73. Sorbet aux baies et à la menthe fraîche

- Temps de préparation : 10 minutes
- Temps de refroidissement : 4 heures
- Portions : 4

Ingrédients:
- 3 tasses de petits fruits mélangés (comme des fraises, des framboises, des bleuets)
- 1/4 tasse de miel ou de sirop d'érable
- 1 cuillère à soupe de jus de citron frais
- Feuilles de menthe fraîche, pour la décoration

Méthode de préparation:
1. Dans un mélangeur, mélanger les baies mélangées, le miel ou le sirop d'érable et le jus de citron frais.
2. Mélanger jusqu'à consistance lisse.

3. Versez le mélange de baies dans un plat peu profond ou un plat allant au four.
4. Couvrir et congeler pendant au moins 4 heures ou jusqu'à ce qu'il soit ferme.
5. Une fois congelé, utilisez une fourchette pour gratter la surface du sorbet afin de créer une texture moelleuse.
6. Servir le sorbet aux baies dans des bols ou des verres.
7. Garnir de feuilles de menthe fraîche avant de servir.

Valeurs nutritionnelles (par portion) :
- Calories : 110
- Protéine : 1g
- Matière grasse : 0g
- Glucides : 30g
- Fibres : 5g
- Sucre : 20g
- Fer : 1mg
- Sodium : 0 mg
- Potassium : 200 mg
- Cholestérol : 0 mg
- Calcium : 20 mg

Friandises

74. Bouchées énergétiques aux dattes, noix et noix de coco

- Temps de préparation : 15 minutes
- Temps de refroidissement : 30 minutes
- Portions : 12 bouchées

Ingrédients:
- 1 tasse de dattes Medjool, dénoyautées
- 1/2 tasse de noix mélangées (comme des amandes, des noix ou des noix de cajou)
- 1/4 tasse de noix de coco râpée
- 1 cuillère à soupe de graines de chia (facultatif)
- 1 cuillère à soupe de miel ou de sirop d'érable (facultatif)
- 1/2 cuillère à café d'extrait de vanille
- Pincée de sel marin

Méthode de préparation:
1. Dans un robot culinaire, mélanger les dattes dénoyautées, le mélange de noix, la noix de coco râpée, les graines de chia (le cas échéant), le miel ou le sirop d'érable (le cas échéant), l'extrait de vanille et une pincée de sel marin.
2. Pulser jusqu'à ce que le mélange se rassemble et forme une pâte collante.

3. Roulez la pâte en petites boules d'environ 1 cuillère à soupe chacune et placez-les sur une plaque à pâtisserie recouverte de papier sulfurisé.
4. Mettre au réfrigérateur au moins 30 minutes avant de servir.
5. Conservez les bouchées énergétiques dans un récipient hermétique au réfrigérateur jusqu'à 1 semaine.

Valeurs nutritionnelles (par portion - 1 bouchée énergétique) :
- Calories : 90
- Protéine : 2g
- Matière grasse : 5g
- Glucides : 11g
- Fibres : 2g
- Sucre : 8g
- Fer : 0,5 mg
- Sodium : 10mg
- Potassium : 120 mg
- Cholestérol : 0 mg
- Calcium : 20 mg

75. Truffes à l'avocat et au chocolat noir

- Temps de préparation : 15 minutes
- Temps de refroidissement : 1 heure
- Portions : 12 truffes

Ingrédients :
- 1 avocat mûr
- 1/4 tasse de cacao en poudre non sucré
- 3 cuillères à soupe de miel ou de sirop d'érable
- 1 cuillère à café d'extrait de vanille
- Pincée de sel marin
- 1/4 tasse de pépites de chocolat noir, fondues
- Poudre de cacao non sucrée ou noix de coco râpée, pour l'enrobage (facultatif)

Méthode de préparation :
1. Dans un robot culinaire, mélanger l'avocat mûr, la poudre de cacao non sucrée, le miel ou le sirop d'érable, l'extrait de vanille et une pincée de sel marin.
2. Pulser jusqu'à consistance lisse et bien mélangée.
3. Transférer le mélange dans un bol et réfrigérer au réfrigérateur pendant 30 minutes à 1 heure, jusqu'à ce qu'il soit ferme.
4. Une fois refroidi, roulez le mélange en petites truffes d'environ 1 cuillère à soupe chacune.
5. Si vous le souhaitez, roulez les truffes dans de la poudre de cacao non sucrée ou de la noix de coco râpée pour les enrober.

6. Placer les truffes sur une plaque à pâtisserie recouverte de papier sulfurisé et réfrigérer encore 30 minutes au réfrigérateur avant de servir.
7. Conservez les truffes au chocolat noir et à l'avocat dans un récipient hermétique au réfrigérateur jusqu'à 1 semaine.

Valeurs nutritionnelles (par portion - 1 truffe) :
- Calories : 70
- Protéine : 1g
- Matière grasse : 5g
- Glucides : 7g
- Fibres : 2g
- Sucre : 4g
- Fer : 0,5 mg
- Sodium : 5 mg
- Potassium : 120 mg
- Cholestérol : 0 mg
- Calcium : 10 mg

76. Bouchées de banane et de beurre d'amande

- Temps de préparation : 10 minutes
- Temps de refroidissement : 30 minutes
- Portions : 12 bouchées

Ingrédients:
- 2 bananes mûres
- 1/4 tasse de beurre d'amande
- 1/4 tasse de granola
- 2 cuillères à soupe de pépites de chocolat noir
- 1 cuillère à soupe de miel ou de sirop d'érable (facultatif)
- Pincée de cannelle (facultatif)

Méthode de préparation:
1. Épluchez les bananes mûres et coupez-les en tranches d'environ 1/2 pouce d'épaisseur.
2. Étalez du beurre d'amande sur la moitié des tranches de banane.
3. Saupoudrer le granola et les pépites de chocolat noir sur le beurre d'amande.
4. Garnir des tranches de banane restantes pour former des sandwichs.
5. Si vous le souhaitez, versez un filet de miel ou de sirop d'érable et saupoudrez d'une pincée de cannelle sur les bouchées de banane.
6. Placer les bouchées de banane sur une plaque à pâtisserie recouverte de papier sulfurisé et réfrigérer au réfrigérateur pendant 30 minutes avant de servir.
7. Conservez les bouchées de banane au beurre d'amande dans un récipient hermétique au réfrigérateur jusqu'à 3 jours.

Valeurs nutritionnelles (par portion - 1 bouchée) :

- Calories : 70
- Protéine : 2g
- Graisse : 4g
- Glucides : 8g
- Fibres : 1g
- Sucre : 4g
- Fer : 0,5 mg
- Sodium : 5 mg
- Potassium : 120 mg
- Cholestérol : 0 mg
- Calcium : 20 mg

77. Écorce de yaourt grec aux baies et granola

- Temps de préparation : 10 minutes
- Temps de refroidissement : 2 heures
- Portions : 6 portions

Ingrédients:
- 2 tasses de yaourt grec
- 1/4 tasse de miel ou de sirop d'érable
- 1/2 tasse de petits fruits mélangés (comme des fraises, des bleuets, des framboises)
- 1/4 tasse de granola
- Feuilles de menthe fraîche, pour la garniture (facultatif)

Méthode de préparation:
1. Dans un bol, mélanger le yogourt grec et le miel ou le sirop d'érable jusqu'à ce que le tout soit bien mélangé.
2. Tapisser une plaque à pâtisserie de papier sulfurisé.
3. Étalez uniformément le mélange de yaourt grec sur le papier sulfurisé pour former une fine couche.
4. Saupoudrer le mélange de baies et de granola sur la couche de yaourt grec.
5. Si désiré, garnir de feuilles de menthe fraîche.
6. Placez la plaque à pâtisserie au congélateur et réfrigérez pendant au moins 2 heures ou jusqu'à ce que l'écorce du yaourt soit congelée.
7. Une fois congelée, cassez l'écorce du yaourt grec en morceaux.
8. Servez immédiatement l'écorce de yaourt grec comme collation rafraîchissante.

Valeurs nutritionnelles (par portion - 1 portion) :
- Calories : 90
- Protéine : 7g
- Matière grasse : 1g
- Glucides : 15g
- Fibres : 1g

- Sucre : 12g
- Fer : 0,5 mg
- Sodium : 25 mg
- Potassium : 140 mg
- Cholestérol : 0 mg
- Calcium : 70 mg

78. Amandes grillées au cacao et au sel marin

- Temps de préparation : 5 minutes
- Temps de cuisson : 15 minutes
- Portions : 8 portions

Ingrédients:
- 2 tasses d'amandes crues
- 1 cuillère à soupe de cacao en poudre
- 2 cuillères à soupe de miel ou de sirop d'érable
- 1/2 cuillère à café d'extrait de vanille
- 1/2 cuillère à café de sel marin

Méthode de préparation:
1. Préchauffer le four à 325°F (160°C).
2. Dans un bol, mélanger les amandes crues, la poudre de cacao, le miel ou le sirop d'érable, l'extrait de vanille et le sel marin jusqu'à ce que les amandes soient uniformément enrobées.
3. Étalez le mélange d'amandes en une seule couche sur une plaque à pâtisserie recouverte de papier sulfurisé.
4. Rôtir au four préchauffé pendant 15 minutes, en remuant à mi-cuisson, jusqu'à ce que les amandes soient grillées et parfumées.
5. Retirer du four et laisser les amandes grillées au cacao refroidir complètement avant de servir.
6. Conservez les amandes grillées au cacao dans un récipient hermétique à température ambiante jusqu'à 2 semaines.

Valeurs nutritionnelles (par portion - 1 portion) :
- Calories : 160
- Protéine : 5g
- Matière grasse : 13g
- Glucides : 10g
- Fibres : 3 g
- Sucre : 5g
- Fer : 1mg
- Sodium : 150mg
- Potassium : 210 mg

- Cholestérol : 0 mg
- Calcium : 60 mg

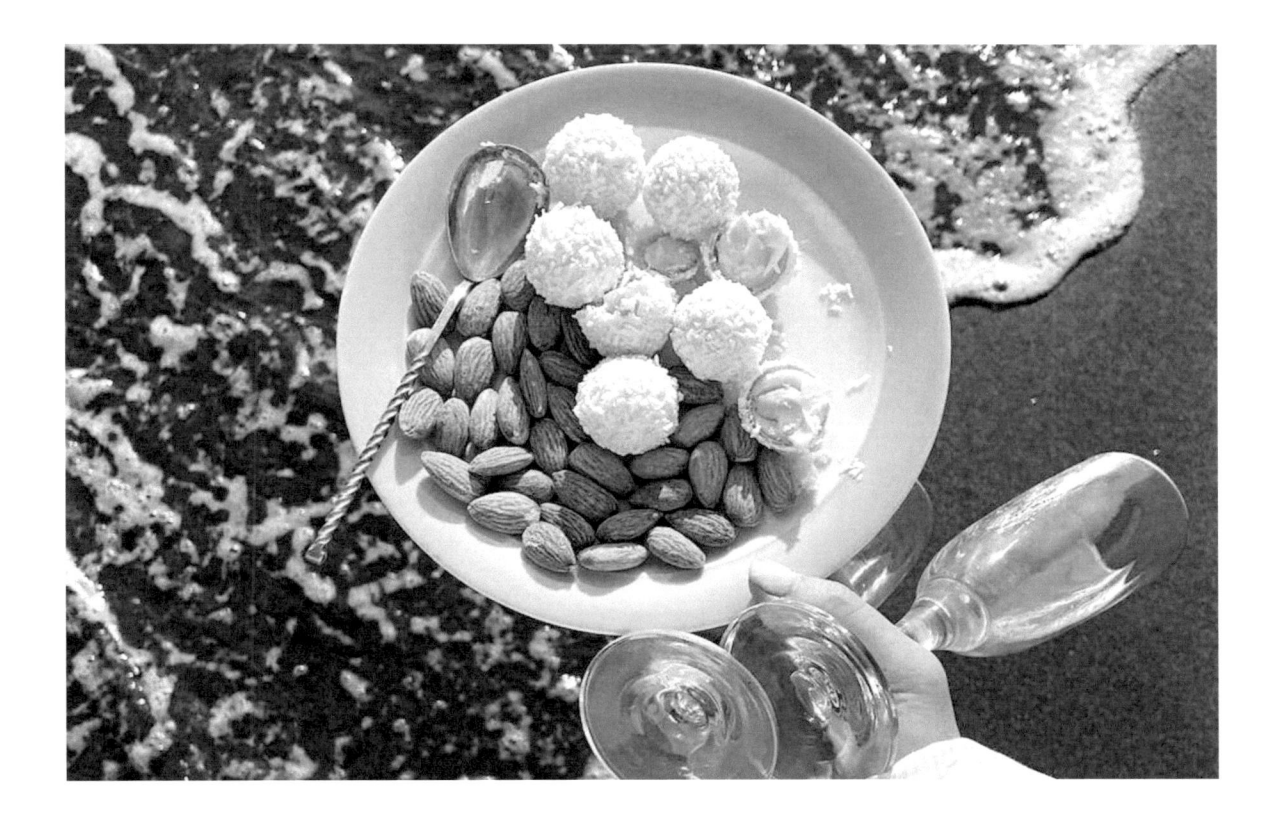

79.Boules de bonheur à la noix de coco, aux amandes et aux dattes

- Temps de préparation : 15 minutes
- Temps de refroidissement : 30 minutes
- Portions : 12

Ingrédients:
- 1 tasse d'amandes
- 1 tasse de dattes dénoyautées
- 1/4 tasse de noix de coco râpée non sucrée
- 1 cuillère à soupe d'huile de coco
- 1 cuillère à café d'extrait de vanille
- Pincée de sel

Méthode de préparation:

1. Dans un robot culinaire, mélanger les amandes jusqu'à ce qu'elles soient finement hachées.
2. Ajoutez les dattes dénoyautées, la noix de coco râpée, l'huile de coco, l'extrait de vanille et une pincée de sel. Mélangez jusqu'à ce que le mélange colle.
3. Roulez le mélange en petites boules avec vos mains.
4. Placer les boules de bonheur à la noix de coco sur une plaque à pâtisserie recouverte de papier sulfurisé.
5. Mettre au réfrigérateur au moins 30 minutes avant de servir.

Valeurs nutritionnelles (par portion - 1 boule) :
- Calories : 90
- Protéine : 2g
- Matière grasse : 5g
- Glucides : 10g
- Fibres : 2g
- Sucre : 7g
- Fer : 0,5 mg
- Sodium : 0 mg
- Potassium : 110 mg
- Cholestérol : 0 mg
- Calcium : 20 mg

80. Écorce de yaourt glacé aux fruits mélangés

- Temps de préparation : 10 minutes
- Temps de congélation : 4 heures
- Portions : 6

Ingrédients:
- 2 tasses de yaourt grec
- 1 cuillère à soupe de miel ou de sirop d'érable
- 1/2 tasse de fruits mélangés (comme des fraises, des bleuets, du kiwi), tranchés
- 2 cuillères à soupe de noix de coco râpée non sucrée

Méthode de préparation:
1. Dans un bol à mélanger, mélanger le yogourt grec et le miel ou le sirop d'érable.
2. Tapisser une plaque à pâtisserie de papier sulfurisé.
3. Étalez uniformément le mélange de yaourt grec sur le papier sulfurisé.
4. Disposer les tranches de fruits mélangés sur le yaourt.
5. Saupoudrer de noix de coco râpée non sucrée sur les fruits.
6. Congeler pendant au moins 4 heures ou jusqu'à ce qu'il soit ferme.
7. Une fois congelée, cassez l'écorce du yaourt en morceaux.
8. Servir immédiatement comme collation rafraîchissante.

Valeurs nutritionnelles (par portion) :

- Calories : 70
- Protéine : 5g
- Matière grasse : 1g
- Glucides : 10g
- Fibres : 1g
- Sucre : 8g
- Fer : 0,2 mg
- Sodium : 25 mg
- Potassium : 150 mg
- Cholestérol : 0 mg
- Calcium : 60 mg

81. Pois chiches rôtis à la cannelle et à l'érable

- Temps de préparation : 5 minutes
- Temps de cuisson : 30 minutes
- Portions : 4

Ingrédients:
- 1 boîte (15 oz) de pois chiches, égouttés et rincés
- 1 cuillère à soupe d'huile d'olive
- 1 cuillère à soupe de sirop d'érable
- 1 cuillère à café de cannelle moulue
- Pincée de sel

Méthode de préparation:
1. Préchauffer le four à 400°F (200°C).
2. Épongez les pois chiches secs avec une serviette en papier pour éliminer l'excès d'humidité.
3. Dans un bol à mélanger, mélanger les pois chiches avec l'huile d'olive, le sirop d'érable, la cannelle moulue et une pincée de sel jusqu'à ce qu'ils soient bien enrobés.
4. Étaler les pois chiches en une seule couche sur une plaque à pâtisserie recouverte de papier sulfurisé.
5. Rôtir au four préchauffé pendant 25 à 30 minutes, en secouant la poêle à mi-cuisson, jusqu'à ce que les pois chiches soient dorés et croustillants.
6. Laissez refroidir les pois chiches rôtis avant de servir.

Valeurs nutritionnelles (par portion) :
- Calories : 120
- Protéine : 5g
- Graisse : 3g
- Glucides : 19g
- Fibres : 5g
- Sucre : 3g

- Fer : 1mg
- Sodium : 230 mg
- Potassium : 150 mg
- Cholestérol : 0 mg
- Calcium : 40 mg

82.Barres énergétiques à l'avoine et aux raisins secs :

- Temps de préparation : 10 minutes
- Temps de cuisson : 20 minutes
- Portions : 8

Ingrédients:
- 1 tasse de flocons d'avoine
- 1/2 tasse de beurre d'amande
- 1/4 tasse de miel ou de sirop d'érable
- 1/4 tasse de raisins secs
- 1/4 tasse de noix hachées (comme des amandes ou des noix)
- 1 cuillère à café de cannelle moulue
- Pincée de sel

Méthode de préparation:
1. Préchauffer le four à 350°F (180°C). Tapisser un plat allant au four de papier sulfurisé.
2. Dans un bol à mélanger, mélanger les flocons d'avoine, le beurre d'amande, le miel ou le sirop d'érable, les raisins secs, les noix hachées, la cannelle moulue et une pincée de sel. Mélanger jusqu'à ce que le tout soit bien mélangé.
3. Pressez le mélange dans le plat de cuisson préparé, en l'étalant uniformément.
4. Cuire au four préchauffé pendant 18 à 20 minutes ou jusqu'à ce que les bords soient dorés.
5. Laissez les barres énergétiques refroidir complètement avant de les couper en barres.

Valeurs nutritionnelles (par portion) :
- Calories : 180
- Protéine : 5g
- Matière grasse : 9g
- Glucides : 20g
- Fibres : 3 g
- Sucre : 8g
- Fer : 1mg
- Sodium : 50 mg
- Potassium : 180 mg
- Cholestérol : 0 mg
- Calcium : 40 mg

83. Boules d'énergie à la citrouille et aux épices

- Temps de préparation : 10 minutes
- Temps de refroidissement : 30 minutes
- Portions : 12

Ingrédients :
- 1 tasse de flocons d'avoine
- 1/2 tasse de purée de citrouille en conserve
- 1/4 tasse de beurre d'amande
- 2 cuillères à soupe de miel ou de sirop d'érable
- 1 cuillère à café d'épices pour tarte à la citrouille
- 1/4 tasse de noix de coco râpée (facultatif)
- 1/4 tasse de noix hachées (comme des pacanes ou des noix) (facultatif)

Méthode de préparation :
1. Dans un bol à mélanger, mélanger les flocons d'avoine, la purée de citrouille en conserve, le beurre d'amande, le miel ou le sirop d'érable et les épices pour tarte à la citrouille. Mélanger jusqu'à ce que le tout soit bien mélangé.
2. Facultatif : Incorporez la noix de coco râpée et les noix hachées pour plus de texture et de saveur.
3. Roulez le mélange en petites boules avec vos mains.
4. Placez les boules énergétiques aux épices de citrouille sur une plaque à pâtisserie recouverte de papier sulfurisé.
5. Mettre au réfrigérateur au moins 30 minutes avant de servir.

Valeurs nutritionnelles (par portion - 1 boule) :
- Calories : 90
- Protéine : 2g
- Graisse : 4g
- Glucides : 12g
- Fibres : 2g
- Sucre : 4g
- Fer : 0,5 mg
- Sodium : 10mg
- Potassium : 100 mg
- Cholestérol : 0 mg
- Calcium : 20 mg

84. Mousse Chocolat-Avocat

- Temps de préparation : 10 minutes
- Temps de refroidissement : 1 heure
- Portions : 4

Ingrédients:
- 2 avocats mûrs
- 1/4 tasse de cacao en poudre non sucré
- 1/4 tasse de miel ou de sirop d'érable
- 1 cuillère à café d'extrait de vanille
- Pincée de sel
- Baies fraîches, pour garnir

Méthode de préparation:
1. Versez la chair des avocats mûrs dans un mixeur ou un robot culinaire.
2. Ajoutez de la poudre de cacao non sucrée, du miel ou du sirop d'érable, de l'extrait de vanille et une pincée de sel.
3. Mélanger jusqu'à consistance lisse et crémeuse, en raclant les côtés au besoin.
4. Transférez la mousse chocolat-avocat dans des bols ou des verres de service.
5. Mettre au réfrigérateur au moins 1 heure avant de servir.
6. Garnir de baies fraîches avant de servir.

Valeurs nutritionnelles (par portion) :
- Calories : 180
- Protéine : 3g
- Matière grasse : 11g
- Glucides : 22g
- Fibres : 6g
- Sucre : 14g
- Fer : 1,5 mg
- Sodium : 10mg
- Potassium : 530 mg
- Cholestérol : 0 mg
- Calcium : 20 mg

85. Biscuits aux pépites de chocolat et au quinoa

- Temps de préparation : 15 minutes
- Temps de cuisson : 12 minutes
- Portions : 12

Ingrédients:
- 1 tasse de quinoa cuit, refroidi
- 1 tasse de farine d'amande
- 1/4 tasse de miel ou de sirop d'érable
- 1/4 tasse d'huile de noix de coco, fondue
- 1 cuillère à café d'extrait de vanille
- 1/2 cuillère à café de levure chimique
- 1/4 cuillère à café de sel

- 1/4 tasse de pépites de chocolat noir

Méthode de préparation:
1. Préchauffer le four à 350°F (180°C). Tapisser une plaque à pâtisserie de papier sulfurisé.
2. Dans un bol à mélanger, mélanger le quinoa cuit, la farine d'amande, le miel ou le sirop d'érable, l'huile de coco fondue, l'extrait de vanille, la levure chimique et le sel. Mélanger jusqu'à ce que le tout soit bien mélangé.
3. Incorporer les pépites de chocolat noir jusqu'à ce qu'elles soient uniformément réparties dans la pâte à biscuits.
4. À l'aide d'une cuillère à biscuits ou d'une cuillère, déposez des cuillères à soupe arrondies de pâte sur la plaque à pâtisserie préparée.
5. Aplatissez légèrement chaque biscuit avec le dos d'une cuillère.
6. Cuire au four préchauffé pendant 10 à 12 minutes ou jusqu'à ce que les bords soient dorés.
7. Laissez les biscuits aux pépites de chocolat et au quinoa refroidir sur la plaque à pâtisserie pendant quelques minutes avant de les transférer sur une grille pour qu'ils refroidissent complètement.

Valeurs nutritionnelles (par portion - 1 biscuit) :
- Calories : 160
- Protéine : 3g
- Matière grasse : 9g
- Glucides : 18g
- Fibres : 2g
- Sucre : 9g
- Fer : 0,5 mg
- Sodium : 50 mg
- Potassium : 90 mg
- Cholestérol : 0 mg
- Calcium : 40 mg

Conclusion

Alors que nous concluons ce livre de recettes anti-inflammatoires conçu pour toutes les personnes atteintes de la maladie de Hashimoto, il est essentiel de réfléchir au voyage que nous avons commencé ensemble. Tout au long de ces pages, nous avons exploré un large éventail de recettes conçues non seulement pour nourrir le corps, mais également pour favoriser le bien-être général.

La maladie de Hashimoto présente des défis uniques, notamment en ce qui concerne l'inflammation et son impact sur l'organisme. Cependant, armés de connaissances et de bons choix alimentaires, les individus peuvent prendre des mesures proactives pour gérer leur maladie plus efficacement.

Des bols de petit-déjeuner riches en nutriments aux options de dîner satisfaisantes, chaque recette a été soigneusement conçue pour donner la priorité aux ingrédients connus pour leurs propriétés anti-inflammatoires. Nous avons opté pour des fruits et des légumes vibrants, des protéines maigres et des céréales saines, tous soigneusement sélectionnés pour favoriser la santé et la vitalité.

En plus des recettes, nous avons approfondi la science derrière l'inflammation, permettant ainsi de mieux comprendre son rôle dans la maladie de Hashimoto. Nous avons exploré l'importance des nutriments clés et mis en évidence des facteurs liés au mode de vie tels que la gestion du stress, l'exercice régulier et un sommeil de qualité, qui jouent tous un rôle essentiel dans le maintien de la santé globale.

Mais au-delà des ingrédients et des techniques de cuisson, ce livre de recettes vise à favoriser un sentiment d'autonomie et de possibilité. Il s'agit de montrer que gérer les Hashimoto ne signifie pas sacrifier la saveur ou le plaisir des repas. Il s'agit d'adopter une approche holistique de la santé qui nourrit à la fois le corps et l'esprit.

Alors que vous commencez votre voyage culinaire avec ces recettes, puissiez-vous trouver de la joie dans la cuisine, savourant chaque bouchée comme une opportunité de nourrir votre corps d'amour et d'intention. N'oubliez pas que l'alimentation va au-delà de l'assiette : il s'agit de prendre soin de vous d'une manière qui respecte les besoins uniques de votre corps et vous soutient dans votre cheminement vers un plus grand bien-être.

Place donc à des repas délicieux, à une santé éclatante et au pouvoir de la nourriture pour nous guérir et nous nourrir de l'intérieur. Puisse ce livre de recettes vous accompagner sur votre chemin vers le bien-être, vous inspirant à savourer chaque instant et à savourer chaque bouchée avec gratitude et joie.

annexe

Glossaire des termes

UN

- Anti-inflammatoire : fait référence à des substances ou à des actions qui réduisent l'inflammation dans le corps, contribuant ainsi à soulager les symptômes et à promouvoir la santé globale.
- Avantages anti-inflammatoires des nutriments clés : fait référence aux effets bénéfiques de certains nutriments tels que les acides gras oméga-3, la vitamine D, le sélénium et les antioxydants pour réduire l'inflammation dans le corps, particulièrement pertinents pour les personnes souffrant de maladies telles que la maladie de Hashimoto.
- Auto-immune : Désigne une maladie dans laquelle le système immunitaire de l'organisme attaque par erreur ses propres tissus.
- Réponse auto-immune : réaction du système immunitaire contre les propres tissus de l'organisme, généralement associée à des maladies auto-immunes comme la thyroïdite de Hashimoto.

B

- Régime équilibré : un régime qui comprend une variété d'aliments pour fournir des nutriments essentiels dans des proportions appropriées, importants pour la santé globale et la gestion de maladies comme la maladie de Hashimoto.

C

- Cytokines : molécules de signalisation produites par diverses cellules de l'organisme, impliquées dans la régulation de l'inflammation et des réponses immunitaires.

D

- Produits laitiers : aliments dérivés du lait, notamment le yaourt, le fromage et le lait lui-même, qui sont souvent éliminés pendant la phase d'élimination du processus d'élimination et de réintroduction pour gérer des maladies telles que la maladie de Hashimoto.
- Diagnostic : identification d'une maladie ou d'un état sur la base de signes, de symptômes et de tests médicaux.
- Diététique : se rapportant à l'alimentation et à la nutrition, en particulier en relation avec un régime alimentaire ou des habitudes alimentaires spécifiques.
- Trouble : condition anormale affectant la structure ou la fonction du corps, souvent utilisée de manière interchangeable avec « maladie ».

ET

- Phase d'élimination : étape initiale du processus d'élimination et de réintroduction, au cours de laquelle certains aliments sont temporairement retirés de l'alimentation afin d'identifier les déclencheurs potentiels d'inflammation ou de symptômes.
- Exacerbation des symptômes : aggravation ou intensification des symptômes associés à une affection particulière, telle que la maladie de Hashimoto.

F

- Fatigue : Fatigue extrême ou manque d'énergie, souvent associée à diverses conditions médicales.
- Fonction : L'action ou le but pour lequel une partie du corps, un organe ou un système existe ou est utilisé.
- Aliments à éviter : aliments spécifiques qu'il est recommandé d'éviter aux personnes atteintes de la maladie de Hashimoto afin de gérer les symptômes et de favoriser la santé de la thyroïde, notamment les aliments transformés, les céréales contenant du gluten, les légumes crucifères, les produits à base de soja et l'excès d'iode.

G

- Gluten : protéine présente dans le blé, l'orge, le seigle et certaines autres céréales, souvent évitée par les personnes atteintes de maladies auto-immunes comme la maladie de Hashimoto en raison de son potentiel à déclencher une inflammation.
- Goitre : hypertrophie de la glande thyroïde, souvent visible ou palpable dans le cou, généralement causée par des troubles thyroïdiens tels que la maladie de Hashimoto.

H

- Maladie de Hashimoto : maladie auto-immune caractérisée par une inflammation de la glande thyroïde, entraînant une hypothyroïdie et divers symptômes tels que fatigue, prise de poids et troubles de l'humeur.
- Hormones : Messagers chimiques produits par les glandes du corps, qui régulent divers processus physiologiques.
- Hypothyroïdie : affection caractérisée par une glande thyroïde sous-active, entraînant une production insuffisante d'hormones thyroïdiennes.

je

- Système immunitaire : mécanisme de défense de l'organisme contre les infections et autres substances nocives, impliquant diverses cellules et organes.
- Inflammation : réponse du corps à une blessure, une infection ou une irritation, caractérisée par une rougeur, un gonflement, une chaleur et une douleur.
- Iode : un oligo-élément essentiel à la fonction thyroïdienne, mais une consommation excessive peut aggraver la fonction thyroïdienne chez les personnes atteintes de la maladie de Hashimoto.

M

- Métabolique : relatif au métabolisme, processus biochimiques impliqués dans la conversion des aliments en énergie et en autres substances nécessaires à la vie.

N
- Légumes solanacés : un groupe de légumes appartenant à la famille des solanacées, notamment les tomates, les poivrons et les aubergines, parfois évités pendant la phase d'élimination des interventions diététiques pour des affections comme la maladie de Hashimoto en raison de leur potentiel à déclencher une inflammation.

P.
- Prédisposition : probabilité ou susceptibilité accrue de développer une maladie ou un état particulier, souvent due à des facteurs génétiques ou environnementaux.

R.
- Phase de réintroduction : Deuxième étape du processus d'élimination et de réintroduction, au cours de laquelle les aliments précédemment éliminés sont progressivement réintroduits dans l'alimentation pour observer leurs effets sur les symptômes et l'inflammation.

S
- Symptômes : indications subjectives d'une maladie ou d'un état ressenti par la personne affectée, comme la douleur ou la fatigue.

T
- Thyroïde : Glande en forme de papillon située dans le cou, responsable de la production d'hormones qui régulent le métabolisme et d'autres fonctions corporelles.
- Santé de la thyroïde : Le fonctionnement optimal de la glande thyroïde, crucial pour la régulation du métabolisme, des niveaux d'énergie et de divers processus physiologiques, souvent compromis dans des conditions comme la maladie de Hashimoto.
- Traitement : soins médicaux ou interventions visant à soulager les symptômes, à guérir des maladies ou à améliorer la santé et le bien-être en général.
- Aliments déclencheurs : aliments qui peuvent provoquer ou exacerber des symptômes ou une inflammation chez les personnes atteintes de certaines maladies, comme la maladie de Hashimoto.

DANS
- Échographie : technique d'imagerie diagnostique qui utilise des ondes sonores pour créer des images des structures internes du corps, telles que la glande thyroïde.

DANS
- Aliments complets : aliments peu transformés ou raffinés qui conservent la plupart de leurs nutriments naturels, souvent mis en avant dans les régimes alimentaires destinés à gérer des maladies telles que la maladie de Hashimoto en raison de leurs propriétés bénéfiques pour la santé.

Weekly Meal Planer journal

	BREAKFAST	LUNCH	DINNER	SNACK
MON				
TUE				
WED				
THU				
FRI				
SAT				
SUN				

Weekly Meal Planer journal

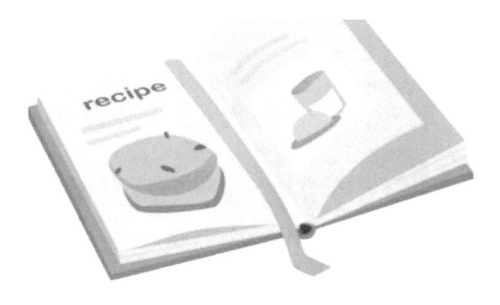

	BREAKFAST	LUNCH	DINNER	SNACK
MON				
TUE				
WED				
THU				
FRI				
SAT				
SUN				

Weekly Meal Planer journal

	BREAKFAST	LUNCH	DINNER	SNACK
MON				
TUE				
WED				
THU				
FRI				
SAT				
SUN				

Weekly Meal Planer journal

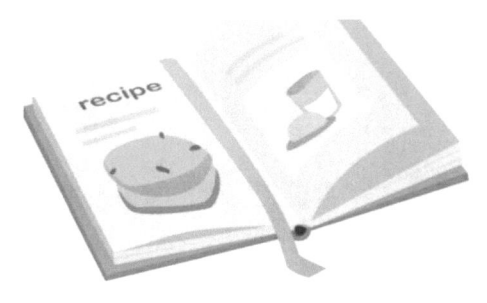

	BREAKFAST	LUNCH	DINNER	SNACK
MON				
TUE				
WED				
THU				
FRI				
SAT				
SUN				

Weekly Meal Planer journal

	BREAKFAST	LUNCH	DINNER	SNACK
MON				
TUE				
WED				
THU				
FRI				
SAT				
SUN				

Printed in France by Amazon
Brétigny-sur-Orge, FR

21145769R00069